ERMANNO TAMBURRANO

UNA VITA DI CORSA

Ermanno Tamburrano

UNA VITA DI CORSA

Sogni, pensieri e sfide di un runner qualunque

Alla mia famiglia,
che mi ha dato la forza di crescere
libero fra le mie passioni,
e all'amica con cui da ragazzi
ci si scambiava poesie
su quella panchina in paese.

"Non stancarti di correre
perché la strada è il tuo letto,
i sogni il tuo riposo,
la natura il tuo respiro,
l'infinito il tuo avvenire."
Giulia Siena

Apri questo libro e ti immetti in un mondo. Succede sempre così: entri in una storia, conosci i personaggi, ti lasci trasportare nei luoghi, tra le emozioni, incontri le sofferenze, le gioie, vivi quel vissuto. Ed è la scrittura a condurti. Lo scrittore è tale se riesce a fare questo.

Ermanno Tamburrano per il suo primo romanzo, "Una vita di corsa" propone questa sfida: trascinare il lettore nel mondo di Marco, il protagonista, e renderlo spettatore curioso della sua crescita. Non solo; in questo libro i vari elementi tipici di quel filone, del romanzo di formazione a cui appartiene anche "Una vita di corsa", si mescolano con l'attualità. Marco, infatti, cresce tra le pagine; matura, cambia ed evolve. Si scontra, a un certo punto, contro l'assurda fame della competizione sleale, della menzogna, conoscendo e vivendo – in prima persona - l'atrocità del dolore.

La sua storia comincia tra le strade di una piccola città della provincia pugliese e di quella terra si avverte la spontaneità, l'ingenuità. È qui che il ragazzo muove i suoi primi passi verso quella che diventerà la sua passione: la corsa. Qui incontra Martina e Francesco. Qui lascerà sua madre Carla, Roberto, il suo mentore e il passato. Da qui partirà verso il suo futuro. Il racconto si muove lungo la linea adriatica: oltre trecento chilometri per giungere ad Ancona, città universitaria, il luogo del riscatto, del cambiamento.

La determinazione accompagnerà sempre questo personaggio - una commistione involontaria tra il Jack Frusciante di Enrico Brizzi e il tormentato Demian di Hermann Hesse - alle prese con la volontà di superare i propri limiti, di crescere facendosi bastare sé stesso.

Gli ingredienti, mano mano che la storia si infittisce, aumentano: "l'età del malessere" (come titolava un romanzo di Dacia Maraini) lasciando il posto all'età della responsabilità. Di pari passo all'evoluzione del racconto, Ermanno Tamburrano – con una scrittura lineare ed emotivamente densa - inserisce nuove emozioni, nuovi spunti narrativi: l'assenza del padre, l'amicizia, l'amore, il tradimento, i sogni, l'esperienza universitaria, il rapporto genitoriale, lo sport e le sue sfide, il lavoro, la paternità, la malattia, il perdono. La lotta, la ricchezza di una sconfitta, la vittoria o la perdita. La corsa come metafora di vita.

Uno

I quartieri di un paese possiedono tratteggi pittoreschi, ricchi di storie tramandate dal colore della terra e dalle spirali nei tronchi di ulivi secolari.

San Giovanni Rotondo sembra aggrapparsi a una collina del Gargano e lei vi abitava quasi in cima, "alla vigna" come veniva denominato quel rione esposto a nord; non c'erano però, a vista, vitigni che giustificassero quel nome. Girando a est un treno di case bianche fiancheggiava "la costa" con i suoi muri a secco di pietra lavica. Il punto più alto, "la crucicchia", lasciava respiro di tramontana al panorama e una piccola croce sembrava benedire ogni casa inginocchiata all'orizzonte. Da lassù, la vista era libera di aprirsi e sorvolare il Santuario di Padre Pio vicino all'Ospedale, per poi perdersi nel mare calmo delimitato dal golfo di Manfredonia. Ritornando verso il centro si scorgeva un'isola di marmo, con lastroni ampi e chiusi a cerchio delimitanti vecchi pozzi inariditi. Quello era "il puscinone", antiche piscine naturali ora tappezzate di sampietrini dove i ragazzi giocavano a pallone.

Un borgo nasconde un'identità precisa, pensava Martina.

In effetti, chi popolava i vari quartieri mostrava visibili segni di appartenenza. Quand'era di buonumore amava uscire per strada indossando quelle scarpette dai lacci quasi sciolti per respirare ogni passo spensierato.

Quel pomeriggio era d'accordo con Chiara, si sarebbero viste al solito posto, a pochi metri da casa, vicino a quella chiesa che le aveva viste crescere e che era rimasta lì ferma, forse a pensare, inerme come rimangono le cose e i luoghi mentre tu continui a cambiare.

Il sole di aprile sa essere buono solo dopo Pasquetta e quel giorno i raggi non erano infastiditi dai brumosi soffi di tramontana che fino a poco prima avevano tormentato il paese. Le piaceva essere puntuale, anzi veniva assalita da una sorta di ansia pre uscita.

"Avrò preso tutto?" si chiese guardandosi attorno. "Le chiavi le ho in mano, il cellulare è in tasca e questo polsino forse stringe un po' troppo".

Si sentiva libera costeggiando il marciapiede e questo la portava a pensare di aver dimenticato almeno un paio di cose.

"Ecco lo sapevo, il lettore Mp3!" sbuffò con gli occhi disperati perché abitava lì, in cima a quella salita già scesa per tre quarti.

"Martina!" si sentì chiamare dal viale.

Era Chiara, arrivata chissà per quale strana coincidenza puntuale.

"Ascoltami bene", disse con quella simpatica voce nasale, "oggi voglio fare almeno dieci giri a passo veloce più esercizi per i glutei, braccia e addominali", indicando sui leggins i punti da voler rimodellare, "solo una cosa, non ho portato una bottiglietta d'acqua, potrei bere dalla tua?"

"E no cavolo, anche l'acqua ho dimenticato!" rispose Martina sospirando senza speranza.

"Guarda, andiamo che è meglio, altrimenti si fa tardi".

Le campane intonarono il solito motivetto del primo pomeriggio e un paio di pigri cani randagi erano indecisi se seguirle o aspettarle al ritorno.

A passo veloce attraversarono la villa comunale messa lì a spartitraffico fra le strade principali, nello stesso tempo un paio di vecchietti aveva già coricato su quelle panchine il proprio bastone. Scorrendo verso la periferia il paesaggio lasciava intravedere questa conchiglia marmorea, un'isola su di un percorso naturale dove si mescolano all'odore di pino grandi e piccini: era il parco del paese.

"Dai corriamo", disse Chiara. "Prendo io il tempo".

Ci teneva ad apparire in forma, andava almeno due volte alla settimana in palestra, preferendo però gli specchi agli attrezzi. Martina invece aveva un'indole pigra verso lo sport e verso quegli ambienti a volte falsi e troppo appariscenti. Preferiva leggere o starsene tranquilla ad ascoltare musica con i suoi pensieri fra i capelli.

"Partiamo piano", suggerì Martina, "che sono fuori allenamento".

Scapparono però veloci perché all'improvviso passò Francesco.

Chiara aveva un debole per lui, in paese tutti sapevano che era un campioncino di atletica, Martina tuttavia lo snobbava e inorridiva agli sguardi languidi delle ragazzine. Dal suo canto Francesco, longilineo e tonico, si compiaceva e amava trattenersi a descrivere, durante lo stretching, i suoi successi.

"Ciao ragazze", disse vedendole affiancarsi, "mi fate compagnia nel riscaldamento?"

"Magari! Però Franci..." rispose vezzosa Chiara indicando l'amica, "non andare troppo forte, lei non è tanto allenata".

Martina non badò a quelle parole, conosceva da

tempo Chiara, non era cattiva e, in fondo, il suo modo di fare la divertiva.

Dopo alcuni metri sentì il respiro affannarsi a rincorrere i battiti; osservò Chiara allontanarsi ondeggiando attorno a Francesco. La corsetta si trasformò - a metà giro - in camminata e, arrivata nuovamente all'ingresso del parco, Martina si arrestò e prese fiato, fermandosi vicino alla fontana dove Marco, appena arrivato, stava rinfrescandosi i capelli.

Marco era lì perché sua madre lo aveva letteralmente cacciato di casa; il motivo era semplice: passava svariate ore davanti al computer isolandosi dalla realtà. Quel giorno non aveva opposto resistenza alle urla e si era deciso a scendere in strada.

Martina lo riconobbe, avevano - se non ricordava male - condiviso una gita a Firenze in prima superiore. Era più rotondetto di allora, e a pelle, sentiva che forse non valeva neanche la pena salutarlo.

"Ciao, sei Marco, vero?" chiese cercando conferma nei suoi occhi bassi. "Ti andrebbe di fare dei giri assieme camminando? La mia amica mi ha mollato e magari, chiacchierando, un paio di chilometri riusciamo a farli", continuò espansiva con un accenno di sorriso.

"Ciao, sì, sono Marco", rispose timido e un po' imbarazzato, "scusami tanto, ma... non ricordo il tuo nome".

Ecco, pensò lei, *adesso anche quelli che parlano con me iniziano a manifestare deficit di memoria.* "Sono Martina, ci siamo conosciuti un paio d'anni fa in gita, ci vediamo spesso quando facciamo ginnastica nella vostra palestra mentre voi giocate a calcetto. Ricordi?"

"Hai ragione", annuì Marco, "adesso ricordo... perdonami".

Non era vero, no. Proprio non ricordava quella ragazza e forse per questo non riusciva a sforzarsi nel rendersi in qualche modo interessato a quella conversazione. In certi giorni Marco percepiva il mondo reale così distante da estraniarsi da tutto, e quel pomeriggio era una di quelle occasioni.

Iniziarono a passeggiare sperando che le gambe non avessero bisogno del suo cervello, impegnato a pieni giri su come tenere vivo il discorso per non apparire quantomeno ridicolo.

"Beh Martina, come va a scuola?" e come inizio di conversazione non gli sembrava poi così male.

"Una palla la scuola", rispose svogliatamente la ragazza. "Alcune materie potrebbero anche essere interessanti, ma i professori sono troppo pedanti, credo davvero di odiarli".

Un pessimo inizio in verità. Era come parlare di lavoro, appena fuori da lavoro, dopo interminabili giorni di lavoro.

“E tu, vieni spesso al parco?” chiese Martina dopo aver sancito che fosse meglio per entrambi se lei avesse preso la parola e gestito quell’abbozzo di dialogo. “Io amo questo posto e il verde che lo colora, ma più che andar di fretta correndo preferisco vagare senza affanni con la musica a farmi compagnia”.

Marco era leggermente sollevato dal fatto che la conversazione fosse fra le labbra di Martina.

Oddio le sto guardando la bocca, pensò cercando di non fissare quei petali di pesco che si aprivano appena sotto il suo naso.

“In verità non esco molto, mia madre ha iniziato a stressarmi per via del computer sempre acceso - secondo lei - e pur di non sentirla ho deciso di venire qua per un’oretta”.

“Dai, oggi è una bella giornata, è piacevole stare fuori, si respira finalmente la primavera”.

“Io invece odio questa stagione per via dell’allergia”, rispose il ragazzo strofinandosi il viso, “mi fa sentire gonfio e questo prurito agli occhi è insopportabile”.

Martina lo osservava, cercando di non indagare troppo con il suo sguardo curioso, voleva dare una spiegazione a quel ricordo, sfumato dalla piacevole sensazione di essere affini, ma che la realtà del tempo coniugato al presente stava rovinando.

“Sembrerà strano ma ho anch’io un computer”,

disse pensando al perché continuasse imperterrita a voler condividere qualcosa con lui, "però da più di un mese si blocca alla schermata iniziale. Tuttora è inutilizzabile, magari potresti dargli un'occhiata... se ti va. Io mi consolo leggendo dei libri. Hai letto qualcosa di carino ultimamente?" chiese riprovando inconsciamente, e testarda, a scalfire quel muro granitico che sembrava dividerli.

Seguì un intermezzo imbarazzante lungo il quale Chiara e Francesco passarono correndo.

"Sinceramente mi annoia un po' leggere", rispose Marco con infantile sincerità, "mi fa venir sonno".

Martina non ne poteva più; se ne sarebbe tornata volentieri a casa, ma il vedere la sua amica stare dietro Francesco le aveva mosso un po' d'invidia, e così decise di tenere duro contando i passi sulla terra rossa assieme a quello strano ragazzo.

A volte si sentiva sola e non riusciva a mascherare a se stessa il fatto che i coetanei non facessero la fila per conoscerla. Anche perché, come con Marco, spesso era lei a irrompere con la sua espansività nella vita degli altri; aveva degli amici ma nessuno per ora meritava troppa attenzione. Quando si sforzava di essere come Chiara - ovvero una specie di gatta morta - andava a finire che si sentiva più che altro un cane bastonato.

Gli sguardi di Marco e Martina risalivano e scendevano incrociando l'imbarazzo di passeggiare vicini senza nulla da dire. In quella pausa lunghissima, Francesco, che aveva aumentato il passo, tornò a sfrecciargli accanto ma di Chiara, non c'era traccia. La videro, dopo qualche metro, ferma sulle ginocchia nel rettilineo che portava alla fontana. Era evidente che lo sforzo di star dietro a quel ritmo così veloce l'aveva stancata oltremodo.

Riprese fiato, alzò lo sguardo e urlò: "Martina, aspettami un attimo che ti raggiungo!"

Marco si sentì liberato e un po' intimidito dal suo arrivo; i suoi occhi cominciarono a fissare il suolo. Era consapevole di non essere "fico" quanto il biondo Francesco e l'essere anche taciturno lo inseriva ancor più nella categoria di quelli che Chiara chiamava "sfigati". Infatti la ragazza lo ignorò totalmente e, senza presentarsi, si rivolse all'amica:

"Ho avuto un problemino alla coscia sinistra, ho sentito una fitta e ho preferito non forzare, anche se..." concluse toccando i propri muscoli a scanso di equivoci, "avevo le energie per continuare".

"Credo non sia nulla di serio!" esclamò Martina con pungente ironia. "Visto che cammini senza problemi!"

"Mah, invece ho davvero molto fastidio", disse scostante Chiara, "anche Francesco mi ha detto che era meglio fermarsi per evitare un infortunio più serio..." continuò sospirando "è davvero dolcissimo con quegli occhi azzurri".

"Va bene, Chiara", sentenziò lapidaria Martina, "direi che è ora di tornare a casa".

Marco si era defilato, stava cercando di scomparire senza far rumore. Si sentiva fortemente a disagio e Martina lo osservava con la coda dell'occhio nonostante facesse finta di ascoltare la sua amica. Un po' le dispiaceva per quel ragazzo che continuava a farle una strana tenerezza.

"Ciao, noi andiamo", disse Martina salutando, prima che Chiara potesse distrarla con i suoi inutili pettegolezzi, "alla prossima".

Marco rispose con un timido cenno della mano.

Aveva perso di nuovo la parola, anche se il suo cervello lo martellava di pensieri.

Avrebbe voluto darsi una botta in testa per far fuoriuscire tutte quelle frasi che si nascondevano dietro l'ombra del silenzio.

Rimase ancora un po' su una panchina, vicino al campo vuoto delle bocce, aspettava il sesto giro di Francesco per avviarsi verso casa.

Non abitava molto lontano dal parco e quei pochi passi di rientro li avrebbe usati per ripensare a quello strano ma piacevole pomeriggio.

Salì contando gli scalini fino al terzo piano e finito di girare la chiave nella serratura, le grida di Carla echeggiarono nella già confusa mente del giovane Marco.

"Finalmente sei rientrato, lo sai che ore sono?"

"Scusami", rispose a bassa voce.

"Ti ho detto di uscire non di passare la notte fuori".

"Ho fatto semplicemente un giro al parco".

"Sei incredibile", ribatté Carla scuotendo la testa, "settimane sempre chiuso in casa e oggi, tranquillamente, decidi di passare la vita fuori da queste mura".

"Mamma!" esclamò esausto il ragazzo. "Non ti va bene mai nulla... Lasciami tranquillo".

In effetti le sue giornate si sarebbero potute descrivere in un'unica pagina: scuola, casa, computer e televisione. Non aveva amici veri con cui condividere l'identità di un quartiere, anzi, abitava vicino quelle case popolari che, per sua madre, non erano un posto sicuro dove stare per strada.

Carla, in questo, aveva un carattere irruento, apprensivo e a volte contraddittorio, ma cercava di dare il meglio per suo figlio soprattutto dopo la morte del padre.

Piero era stato un carabiniere, ucciso in una sparatoria durante l'assalto a un portavalori. Marco nei suoi silenzi soffriva molto la sua mancanza, Carla cercava di essere forte, ma il dolore spesso ritornava feroce. Erano passati già due anni; per loro, però, il tempo sembrava fermo a quel pomeriggio. Marco trovava rifugio nel mondo virtuale: si stava estraniando e non gli importava di nulla.

Quella sera non cenarono. Spensero le luci aspettando che la notte potesse sistemare tutto regalando un sapore diverso, forse migliore.

Il sole svegliò il mattino e Carla, da sempre, aveva uno strano modo di dire buongiorno al suo Marco. Si appendeva con forza alla maniglia strattonando la porta, in modo che questa sbattesse contro il muro, echeggiando da grancassa. Poi, accendeva le luci, spalancava le finestre lasciando che il vento gelido dell'alba "disinfettasse" la stanza. Metodi bizzarri, seppur dalla sicura efficacia secondo sua madre. Marco da quasi diciassette anni veniva tramortito da questo risveglio e ancora non riusciva a farci l'abitudine.

"Dai sveglia!" disse la donna urlando. "La colazione è pronta!"

Balzò in piedi in mutande, disorientato e a occhi serrati, spaventato dal tumulto. Fu accolto subito da una brezza polare a levargli gli ultimi scampoli di sonno dal viso.

"Mamma e che cavolo", rispose borbottando, "stavo dormendo... sembrava dovesse venir giù il palazzo; e poi chiudi 'ste finestre che non sono in stanza con i pinguini!"

Marco stava parlando ai muri perché Carla era già corsa in bagno a prepararsi. La mattina era una gara con il tempo per lei e ogni minuto era prezioso.

Aveva tutto programmato: sveglia alle sei, il tempo

di preparare la colazione, far saltare Marco dal letto, vestirsi e scendere per le scale cercando di non dimenticare nessun elettrodomestico ancora in funzione che potesse far scoppiare o incendiare casa. Alle sette e trenta era già sull'autobus - quella che tutti lì in paese chiamavano "circolare" - e poco prima delle otto era già operativa: coordinatrice infermieristica del reparto di Nefrologia e Dialisi. Queste erano le parole stampate sull'etichetta della sua divisa rossa. Un ruolo importante e di responsabilità che cercava di onorare al meglio nonostante non fosse direttamente una sua scelta. Avrebbe preferito continuare a turnare in reparto, le mancava il rapporto diretto con i pazienti ma, un'allergia al lattice, l'aveva convinta ad accettare quel ruolo difficile.

"Io vado", disse Carla salutando il figlio. "Mi raccomando... preparati e corri a scuola. Non dimenticare nulla e assicurati di aver chiuso tutto prima di uscire".

"Ma mamma!" esclamò spazientito Marco. "Mi ripeti sempre le stesse cose, neanche fossi un bambino di cinque anni!"

"La colpa non è mica mia! Sei tu che hai bisogno che io ripeta le cose mille volte", replicò nervosa, "l'altro giorno hai lasciato la porta aperta! Ti rendi conto? Vuoi diventare più responsabile una volta per tutte?"

Marco non aspettava altro che l'uscio si chiudesse alle spalle di sua madre. Sarebbe stato, finalmente, libero di respirare la sua solitudine. Nonostante i rimproveri, infatti, quella mattina era di buonumore e il pensiero ritornò a Martina; così, oltre ai libri infilò nello zaino anche la voglia e la curiosità di rivederla presto.

Nella sua terza all'industriale, indirizzo Elettrotecnica, il problema non erano tanto le materie scientifiche e tecniche, ma piuttosto quelle umanistiche approfondite a livello di Accademia della Crusca: un po' troppo per lui.

Marco aveva passato indenne la seconda tornata di colloqui e, secondo empirici calcoli sulle interrogazioni, non sarebbe toccato a lui esprimersi quel giorno davanti alla platea.

La professoressa di lettere entrò con i capelli scompigliati e la luna di traverso.

"Buongiorno", disse l'insegnante lasciando cadere da un'altezza indefinita borsa e registro. "Oggi interroghiamo!"

Il tonfo sordo ammutolì l'aula già cupa da uno stantio odore di muffa.

"Non voglio sentire obiezioni o lamentele", sentenziò la docente, "dovete avere tutti almeno due interrogazioni in questo quadrimestre".

Tutti temevano la professoressa Felicita (che di allegro aveva solo il nome privo di accento). Il suo dito saliva e scendeva fra le righe del registro pronto a sparare in quella roulette russa.

"Antonio e Marco", si sentì nel silenzio, "vi sarete preparati, spero".

Marco sentì gelarsi dentro. Non aveva studiato nulla.

Antonio era il secchione della classe e si applicava in tutte le materie. Iniziò mitragliando la lezione a perdifiato e Marco ci rimase secco, impreparato e disarmato in quell'agguato inaspettato.

La reazione della professoressa a quella scena muta fu veemente e improvvisa.

"Malissimo Marco. Non credere di riuscire come lo scorso anno a cavartela studiando soltanto gli ultimi mesi…" disse alzandosi in piedi davanti la cattedra. "Quest'anno sei al triennio e le insufficienze potrebbero giocarti un brutto scherzo".

Sembrava Mussolini il 10 giugno del 1940.

Alcuni compagni se la ridevano, bisbigliando alle sue spalle. Lui si sedette consapevole della figuraccia e di essere entrato ufficialmente in guerra con quella materia.

Felicita, dopo aver elogiato Antonio e sparato qualche altra occhiata sulla croce rossa, iniziò a spiegare qualcosa di davvero molto noioso. Marco era a capo chino sul banco singolo in terza fila.

Stava scarabocchiando qualcosa aspettando di tornarsene a casa. Le ultime due ore avrebbero avuto educazione fisica nella palestra che era un vero e proprio palazzetto con tanto di spalti.

"Ragazzi, giochiamo a calcetto oggi!" urlò Nicolas che era un po' il capobanda della classe.

Lui era un totem quasi per tutti; a soli sedici anni giocava già in Promozione e correvano voci su un presunto interesse di grossi procuratori per il suo cartellino. Per Marco erano le solite cazzate di paese e si esaltava a giocarci contro nonostante non avesse la sua prestanza fisica. Se la cavava con il pallone tra i piedi e Nicolas, alla seconda giocata, gli stampò la suola delle scarpe sulla tibia spingendolo a terra.

"Dai sfigato alzati, in Promozione ti farebbero arrivare in tribuna con quel fisico da lanciatore di coriandoli".

Ripresero a giocare e Nicolas cercava maledettamente lo scontro. Marco era immerso in un bagno di sudore, sentiva grondare la maglietta e le gambe bruciare.

"Tieni duro, un ultimo sforzo!" ripeteva a se stesso, non voleva dargliela vinta a quel buffone.

Gli arrivò un passaggio dal fondo, stop difficile e finta di corpo, Nicolas andò a vuoto sbattendo contro un compagno e Marco segnò il gol della vittoria senza esultare.

"Su ragazzi!" gridò il docente iniziando a spegnere

le luci del campo. "Andate a cambiarvi che tra dieci minuti suona la campanella!"

Gli alunni si incamminarono verso gli spogliatoi e Nicolas bloccò la strada a Marco. Cercare di schivarlo non servì a nulla.

"Coglione, cosa credi di dimostrare?" borbottò con tono minaccioso. "Non rischio di farmi male rincorrendo un povero orfano che sa fare due palleggi".

Il ragazzo ci era andato giù pesante, ma Marco cercò di non rispondere.

"Stavamo solo giocando, stai calmo e non gridare che non sei nessuno!" si lasciò però sfuggire ancora sotto effetto dell'adrenalina.

Nicolas non aspettava altro. Volarono schiaffi e pugni.

Marco ebbe la peggio e cadde a terra beccandosi anche due calci nello stomaco prima che i compagni di classe li dividessero.

"Adesso vai a piangere dalla mamma", ringhiò sputandogli addosso, "o sulla tomba di quel merdoso sbirro di tuo padre".

Marco rimase rannicchiato a terra per il dolore, non aveva la forza di reagire a quegli insulti.

Restò solo. Lentamente riprese lo zaino e tornò verso casa.

Faceva fatica a respirare, per la rabbia avrebbe voluto farsi esplodere.

Salite le scale ancora dolorante, trovò la porta aperta nonostante fosse sicuro di averla chiusa a chiave, poi vide sua madre in cucina che stranamente era già rincasata. Solitamente arrivava dopo le quindici. Sembrava sconvolta, paralizzata con la testa fra le mani e poggiata al tavolo completamente sparecchiato. Marco rabbrividì perché gli ricordava tremendamente quel pomeriggio di due anni prima, quando Carla gli fece sapere, senza giri di parole, che suo padre era morto.

"Mamma che succede", chiese preoccupato, "perché sei già qui?"

"C'è stato un furto, un furto in reparto", rispose con un filo di voce scuotendo la testa. "Hanno forzato alcuni armadi e fatto sparire dei farmaci costosissimi".

"Come, quando è successo?"

"Nella notte, hanno messo sottosopra tutto il magazzino".

"Possibile nessuno si sia accorto di nulla?" incalzò Marco cercando di capire. "Come sono riusciti a entrare?"

"Non lo so", continuò tra le lacrime. "Questa mattina sono arrivati i carabinieri, hanno sequestrato una parte del reparto e voluto sapere chi fosse la coordinatrice".

Marco tremava. Vedere sua madre crollare era come morire, voleva abbracciarla ma restò sull'uscio.

Immobile. Solo i suoi occhi si muovevano sotto le palpebre cercando di cancellare tutto.

Carla aveva paura di venire risucchiata in questo vortice, di perdere il lavoro ed esser presa come capro espiatorio. Non ce l'avrebbe fatta a risollevarsi un'altra volta. Immaginava già la terribile scena: lei moglie ladra di un carabiniere ucciso, mamma sola e senza lavoro con un figlio a carico, bombardata sulla carta stampata e allontanata da tutti come fosse appestata.

"Colpita e affondata", sussurrò con un filo di voce.

"Mamma vieni, prova a riposare un po', vedrai che si sistemerà tutto", disse provando a consolarla. La accompagnò lungo il corridoio verso la camera. Si lasciò cadere con i capelli alla rinfusa sul cuscino, addormentandosi quasi subito priva di espressione. Aveva vissuto in silenzio il dolore per la morte di Piero, adesso oltre la parola, le mancava quasi il respiro dai polmoni.

Marco aveva ancora in mente le parole di sua madre quel giorno al capezzale.

Sii sempre forte, resisti al dolore e non avrai paura di morire.

Difficile ricordare quel momento vedendola ora indifesa e spaventata. Marco si sedette vicino prendendo tra le mani la foto di suo padre. Ogni tanto succedeva di parlargli, a volte sognava di essere di nuovo tutti assieme, sentiva la sua mancanza e ora più che mai avrebbe voluto che fosse accanto alla mamma.

"Papà, perché te ne sei andato?" sussurrò al suo animo soffocato dalla nostalgia.

Un nodo gli stringeva la gola e quella sera non volle trattenere le lacrime.

Suo padre non se n'era andato, era stato ucciso. La dinamica dell'omicidio non fu mai chiarita del tutto. Erano di servizio con Walter, collega più giovane con cui avevano condiviso l'addestramento e poi iniziato la gavetta. Viaggiavano, quel giorno, di pattuglia sulla statale 89 verso Foggia; vennero chiamati dalla centrale per un presunto assalto a un portavalori a pochi chilometri dalla loro posizione, ma in direzione opposta. Invertirono il senso di marcia. Raggiunti i malviventi con le due guardie di sicurezza riverse già terra, aprirono il fuoco contro l'auto pronta alla fuga. Piero ebbe la peggio raggiunto dagli spari alla testa e al torace, Walter riuscì a salvarsi scivolando sotto la banchina. Erano in quattro ma non vennero mai arrestati. La balistica confermò che i due colpi sparati dai carabinieri provenivano da una pistola soltanto, le tre pallottole rinvenute vicino al corpo di Piero erano le uniche prove. Walter non sparò e non seppe aggiungere altro alla testimonianza di quel giorno, lasciando nel suo racconto molti lati oscuri.

Due

“**S**ignora prego, tocca a lei”.

Si sentì chiamare da quell'uomo in uniforme con tono fermo e, fissandola, la seguì con lo sguardo fino a quando la porta non si chiuse dietro quel corridoio già intasato da un sottofondo polemico.

Nella stanza cercò conforto negli occhi di una collega, ma questa si limitò a uscire senza alcun cenno o saluto.

Dall'aria che si respirava, sembrava l'avessero già condannata.

“Buongiorno, lei è Carla Savino?” chiese il comandante spuntando il suo nome sul registro.

“Sì”, rispose con la bocca impastata dalla tensione. “Sono io”.

“Ci risulta essere lei la coordinatrice, nonché responsabile assieme al Primario, della gestione sia del personale infermieristico e ausiliario, sia dei presidi medicali presenti nel reparto e della loro corretta conservazione e custodia. Giusto?"

"Sì, credo sia esatto", rispose tentando di non abbassare lo sguardo.

"Bene, dall'inventario in nostro possesso si evidenzia che spesso venivano ordinati in quantità superiori alla prescrizione medica, farmaci dal prezzo decisamente elevato, ci motivi le dinamiche sul loro acquisto".

Carla si fermò un attimo a pensare, ma non poteva pensare, doveva rispondere velocemente se non voleva destare sospetti.

"Il motivo per cui si prenotano farmaci in numero maggiore", cominciò a spiegare con evidente difficoltà la donna, "è per far fronte a continue situazioni di emergenza, visto che la Regione è sempre in ritardo con le consegne e sulle quote richieste".

"Comprendo le dinamiche a cui accenna, però questo non credo basti a giustificare la presenza di una gran mole di medicinali, in giacenza, che sarebbero scaduti da lì a un mese. Perché non tutelarsi segnalando in direzione l'esubero in modo da reinserirli nel circuito ASL e somministrarli in altri ospedali?"

Carla rimase in silenzio. Ferma e disorientata. Non si aspettava che quell'interrogatorio potesse prendere quella piega, o almeno non così velocemente.

"Certo, in questo avete ragione", rispose cercando di trovare coraggio nell'esperienza, "ma, da anni, la prassi è quella di ordinare una certa quantità seguendo una proiezione di ricoveri che nel tempo ha avuto sempre la tendenza ad aumentare, tranne stranamente in questi ultimi mesi dove è leggermente scesa".

"Questo dovrebbe giustificare tutto quell'esubero scomparso?" chiese il Comandante. "Ascolti, non mi sembra una corretta gestione quella di basarsi esclusivamente su proiezioni di ricoveri per l'ordinazione di farmaci così costosi, come altrettanto sbagliato, è stato lasciare a vista incustoditi quegli scatoloni".

Il comandante si alzò in piedi quasi a voler marcare con la sua presenza fisica le accuse.

"Andando più a fondo", continuò il carabiniere, "ci siamo accorti della mancanza ingiustificata, nel biennio scorso, di piccole quantità di particolari prodotti, le parlo di emoderivati non somministrati ai pazienti ma nemmeno smaltiti nel circuito dei farmaci speciali, quindi i furti sono iniziati un po' di tempo fa e, stranamente, nessuno di voi si è accorto mai di nulla".

La donna sentiva la sua ombra avanzare e toglierle il respiro, le sue parole graffiavano come lame. Impietrita cercava dentro di sé quella chiave che le permettesse di uscire da una situazione che stava diventando claustrofobica.

"Della somministrazione e dello scarico si occupano i miei infermieri", provò a replicare Carla quasi sottovoce. "Io non ho mai riscontrato anomalie".

"Guardi, o lei sta nascondendo qualcosa o non è molto attenta nel suo lavoro. Questi sono i registri", disse il comandante porgendo alla donna alcuni plichi. "Sa bene che sono atti ufficiali e, in quanto tali, hanno valore legale. Confrontandoli con le sue bolle di ordinazione e consegna mancano diverse confezioni, dove sarebbero finite?"

Carla ebbe un fremito, sentiva il sudore come ghiaccio sulla pelle. Non riusciva a pensare, l'ansia la stava consumando.

"Badi bene", continuò il comandante, "con questo non la sto accusando, stiamo cercando di capire le dinamiche di questo furto: ci sono delle responsabilità oggettive che vanno chiarite".

Gli occhi lucidi della donna inumidirono di pietà quel silenzio assordante.

"Per oggi è tutto", concluse il carabiniere congedandosi con una decisa stretta di mano, "probabilmente vorremo risentirla, si tenga a disposizione".

Carla voleva andarsene, indietreggiò impaurita scappando da quella stanza che sembrava già una prigione.

Rientrò a casa con i colori del tramonto. Dal marciapiede vide le luci del soggiorno ancora accese e non si preoccupò di cercare le chiavi, suonò il citofono più volte, ma Marco non rispose.

Aprì il portone e, a fatica, salì tutti i gradini fino al terzo piano.

Riprovò a farsi sentire premendo il campanello, ma da dentro nessun movimento, nessuna risposta.

Spalancando la porta d'entrata si trovò nel soggiorno vuoto ma illuminato, di suo figlio nessuna traccia.

"Mamma, sei tu?" sentì gridare dal corridoio. "Aiutami ti prego, sto malissimo!"

"Cosa è successo?" chiese spaventata avvicinandosi al buio della sua stanza.

"Mi scoppia la testa. È insopportabile!" rispose il ragazzo ansimando dal dolore. "Questo mal di testa mi sta uccidendo!"

Marco sentiva pulsare l'occhio destro come un pugile sbatte i suoi pugni contro un sacco. Ogni tanto gli capitava, cercava di vomitare mettendosi due dita in gola e poi tutto passava. Andò in bagno ma non riuscì a rigettare nulla. Vedeva il fantasma del suo volto riflesso nello specchio con i gomiti poggiati sul lavandino.

"Marco prova ancora", suggerì Carla cercando di sorreggerlo, "lo sai che poi ti liberi e riesci a riposare".

Soffriva di emicrania con aura. Questo disturbo creava nel ragazzo fastidiosissime alterazioni visive che non gli permettevano di rilassarsi e affrontare il dolore. Sentiva gli occhi roteare, la pupilla annegare nell'iride e risorgere con veemenza quasi a voler saltar fuori dalle orbite. Una tortura che avrebbe fatto confessare anche il più feroce degli assassini.

Marco si bagnò la fronte e si gettò sul letto agitandosi per diverse ore.

Passò la notte insonne.

Sudato si alzò barcollando raggiungendo il corridoio con la vista annebbiata dai dolori.

"Mamma mi sento morire", disse supplicando appoggiato con i gomiti alla porta, "fai qualcosa, ti prego, o impazzirò".

"Datti una rinfrescata, poi vestiti che andiamo in ospedale".

Insieme presero l'autobus. Carla era il supporto di suo figlio; lui quasi non si reggeva più in piedi. Lei cominciò a spaventarsi: questi episodi di emicrania non erano mai durati più di una notte.

Arrivarono al pronto soccorso e riuscirono a entrare quasi subito con un codice giallo.

"Su la maglietta ragazzo, descrivimi un po' il dolore", chiese la dottoressa auscultandogli il torace e infilandogli il bracciale della pressione.

"Sento martellare l'occhio destro", rispose Marco con un filo di voce. "Di solito vomitando riesco a liberarmi e riposare ma questa volta nulla".

"Potrebbe essere il troppo tempo che passa al computer?" provò a chiedere Carla. "Rimane ore e ore davanti a quel monitor..."

"La pressione è un po' bassa. Sicuramente l'esposizione prolungata alle luci dello schermo potrebbe essere un fattore scatenante, ma potrebbe esserci anche qualcos'altro", prese a spiegare il medico. "Comunque faremo una visita specialistica per approfondire la sua sintomatologia".

Carla conosceva quel labirinto d'ospedale come le sue tasche dopo quasi trent'anni di servizio. Sembrò facile, quindi, raggiungere con un ascensore il reparto di Neurologia; si accomodarono in quella sala d'attesa stranamente vuota quel mattino.

"Prego, entrate", invitò un dottore, facendo segno di accomodarsi nel suo ambulatorio. "La collega al telefono mi diceva di queste emicranie. Raccontami, con quale frequenza ne soffri?"

Marco era stravolto ma provò a collaborare.

"Un paio al mese, ma mai così forte come questa volta".

"Cosa hai mangiato ieri prima che esordisse il dolore?" chiese il medico in modo diretto guardandolo negli occhi.

"Solo una tavoletta di cioccolato e bevuto una bibita", rispose Marco domandandosi cosa centrasse questo col suo mal di testa.

"Bene", rispose fermo il medico, "faremo una TAC di controllo e un elettroencefalogramma. Ci rivediamo tra poco per analizzare i referti".

Marco non aveva mai avuto bisogno di risonanze o esami particolari, per lui l'ospedale - nonostante i racconti di sua madre - rimaneva un luogo semi sconosciuto.

Si sdraiò su quella che sembrava una macchina del tempo e, in quell'attimo, desiderò tornare al pomeriggio con Martina.

In questi due giorni martellanti la mente, su consiglio del cuore, l'aveva cercata nei ricordi per un po' di sollievo.

Trascorsero un paio d'ore fra raggi nucleari e fili conficcati in testa, che disegnavano a zig zag su carta i suoi pensieri incasinati.

Destandosi, per Marco nulla era cambiato, Martina restava una visione e il mal di testa tamburaggiava nel suo cranio sempre più vivido.

Furono ricevuti nuovamente dal neurologo, c'erano i referti e si sperava anche in buone notizie.

"Ascoltate, mi sento di escludere qualsiasi problematica neurologica", spiegò il medico con voce confortante. "Credo sia più un discorso d'intolleranze alimentari. Prenda questo farmaco ogni qual volta sente che sta per iniziare un attacco di emicrania", continuò porgendo al ragazzo una scatola di medicinali, "la aiuterà a tenere sotto controllo il dolore. Le spiego meglio nel dettaglio: le compresse a base di triptammine servono a inibire l'azione neuronale periferica e a ridurre la risposta dolorosa dei nervi cranici, alleviando la sua sensazione pulsante manifesta nella zona orbitale", disse il neurologo assicurandosi che lo sguardo di Marco fosse attento. "I fattori scatenanti possono essere molteplici, lo stress, la cattiva alimentazione e sedentarietà o anche il troppo tempo passato davanti a un computer. Alimenti come il cioccolato e il formaggio stagionato o bevande come la coca cola, poi, trovano logica sulle sue dinamiche di emicranie. L'esposizione prolungata al monitor può aver contribuito al fenomeno di fotosensibilità aggravando la percezione del dolore".

"Adesso, però, cosa posso fare?" supplicò Marco con la testa fra le mani. "Non resisto più, mi creda!"

"Le faremo una flebo con diidroergotamina, un farmaco che la farà stare subito meglio. Poi le consiglio di leggere questa guida e seguirla alla lettera se vuole evitare altri episodi come questo".

Non sentì l'ago pungergli la vena e il gocciolare leggero lo fece riposare per circa dodici ore, dopo un po', anche Carla si accorse d'esser stanca e di aver bisogno di dormire.

Nel pomeriggio gli era tornato il buonumore.

Marco cambiò aspetto e si sentì rinascere. Decise che mai più avrebbe sofferto dolori così atroci.

Era motivato da tanta sofferenza. Lesse tutto d'un fiato le trenta pagine di quella guida ed elencò su un foglio bianco ogni alimento da evitare, appendendolo poi bene in vista sulla sua parete come promemoria. Decise anche che avrebbe iniziato presto a correre per perdere peso e l'indomani sarebbe stato il giorno perfetto per cominciare.

Questo era il suo pensiero ma non quello previsto dalle nuvole basse, incerte se scatenare o meno un temporale. Una leggera pioggerellina stava rinfrescando l'aria domenicale e dalla finestra, Marco era combattuto se fosse il caso o meno di bagnarsi per una corsetta. Aveva passato già una buona mezz'ora nella sua stanza in tenuta sportiva aspettando che spiovesse ma, ogni minuto che scorreva, sentiva la pigrizia solleticargli il sedere per avvicinarsi alla scrivania e accendere quel maledetto computer. Entrò sua madre e lo vide in piedi, davanti alle persiane, barcamenarsi dubbioso:

"Ma dove vorresti andare, non hai visto fuori il brutto tempo?"

"Basta! vado lo stesso. Sto uscendo a correre!" borbottò Marco come se quella fosse la scintilla che stava aspettando per decidersi.

Aprile regalava una sgradevole variabilità che non

permetteva di fare previsioni.

Un giorno il sole spalancava il suo sorriso, il giorno seguente lacrime grigie e vento freddo smorzavano gli entusiasmi. Il parco era aperto ma desolato.

Aveva deciso di fare almeno dieci giri su quell'anello di terra battuta lungo circa settecento metri.

Ricordava un paio di gare in quinta elementare, aveva un giovane professore che lo motivava e si era ben comportato arrivando nelle prime posizioni. Ma erano ormai pensieri nostalgici che nel presente non avevano lasciato tracce. Sentiva già il fiatone soffocarlo e aveva mosso solo pochi passi. A vista non c'era nessuno a fargli compagnia, decise comunque di proseguire a testa bassa.

Batteva quei piedi con tanto vigore che sembrava echeggiassero nell'intero quartiere, infatti non si accorse minimamente che Francesco lo stava raggiungendo.

"Ciao, anche a te piace correre sotto la pioggia?"

Marco si voltò e fu meravigliato di trovare un altro pazzo sudare con quel tempaccio. "Sinceramente no, sono stato costretto... diciamo".

"Ma perché, ti allena qualcuno?" chiese curioso Francesco.

"No, no, non sono propriamente un atleta", rispose Marco con un sorriso forzato, "devo solo cercare di perdere un po' di peso e, se non avessi iniziato oggi, non l'avrei fatto mai più".

"Ti capisco, serve forza di volontà", disse Francesco guardando il cielo che non voleva smettere di gocciolare, "pensa, io continuerei a parlare in tua compagnia, ma mi tocca rispettare il programma e andare incontro a dieci chilometri in progressione".

"Correre deve piacerti molto per fare tutti questi sacrifici".

"Diciamo che mi piace vincere", rispose Francesco. "Quella sensazione incredibile di superare i limiti e battere gli avversari. Credo sia quella la motivazione per cui corro e gareggio. Dovresti provarla, vedrai, non riuscirai più a farne a meno", concluse allontanandosi dal parco per iniziare il suo allenamento su quella strada semi allagata.

Dei dieci giri Marco ne concluse solo cinque, era stanchissimo e aveva imbarcato tutta l'acqua possibile in quella mezz'ora. Francesco era ancora fuori che girava come un cavallo scatenato.

Venne maggio e il clima decise di voltar pagina.

Il sole era una presenza ormai stabile nelle giornate e Marco stava correndo tutti i pomeriggi da un paio di settimane.

Non lo avrebbe mai pensato, eppure le parole di Francesco erano state profetiche. "Inizia a correre e non riuscirai più a smettere".

Si sentiva sempre più forte e padrone di parti del corpo che fino a poco prima aveva al massimo trascinato per qualche metro. Adesso riusciva a correre fino a dieci chilometri.

I due ragazzi avevano fatto amicizia e si ritrovavano spesso a condividere il riscaldamento prima che Francesco partisse per i suoi allenamenti esagerati. Gli sarebbe bastato andare alla metà della sua velocità per sentirsi una gazzella. Lui era un ghepardo e Walter, purtroppo, il suo allenatore. Marco avrebbe voluto allenarsi con loro, ma sua madre gli aveva assolutamente proibito di frequentare "quel tipo losco e bugiardo" come amava apostrofarlo ogni qualvolta si tornava nella memoria al maledetto giorno della sparatoria.

Walter era un uomo sulla quarantina. Era stato un buon atleta da giovane, scelto nel gruppo sportivo dei carabinieri prima di essere riformato a effettivo, causa un brutto infortunio al ginocchio che chiuse anzitempo la sua carriera agonistica. Iniziò così ad allenare rimanendo nel mondo dell'atletica leggera. Fu traferito in servizio da Bologna a San Giovanni Rotondo, qui conobbe Piero, diventarono amici oltre che colleghi. Walter era un tipo allegro, un po' spavaldo, ma con un certo carisma. Andava spesso a casa di Carla, era solo e si divertiva a trascorrere del tempo con loro, ma dopo il funerale c'erano state delle situazioni che lo avevano allontanato definitivamente da quella famiglia.

TRE

Marco non riusciva a fare a meno del computer, ci passava davanti ancora moltissimo tempo.

Ora stava cercando su internet delle tabelle di allenamento perché, a parte Walter, non conosceva nessuno che potesse seguirlo sul campo.

"Sei ancora lì davanti!" esclamò Carla piombando in camera del figlio. "Ma allora quello che hai passato non ti è bastato? La prossima volta ci vai da solo in ospedale!"

"Solo due minuti mamma", borbottò il ragazzo, "sto cercando delle informazioni sulla corsa!"

"Perché, non puoi comprare un libro come fanno le persone normali?"

"Ma dai! Lo sai meglio di me che non saprei dove cercare, in questo paese non c'è niente, neanche un negozio di scarpe da corsa, figurati una libreria!"

Marco si stava innervosendo perché, con gli anni, si rendeva conto della triste realtà di una piccola cittadina. A parte il parco con le sue sette curve a gomito e un fondo di terra ormai dissestato, non avevano una vera pista d'atletica; l'avrebbero potuta avere se l'anello che circumnavigava il campo da calcio comunale fosse stato riasfaltato. Ovviamente era una richiesta improponibile per il sindaco che preferiva destinare quei pochi fondi per la promozione sportiva alla solita squadra di calcio che non era mai andata oltre la prima categoria.

Il parco era il fulcro del movimento podistico e, grazie a Francesco, Marco aveva conosciuto diversi simpatici personaggi: Pio, il custode, un uomo rude ma buono che viveva lì dentro con sua moglie e quattro figli; un paio di polemici soggetti che criticavano tutto ciò che fosse legato alla politica del paese; e Roberto, il suo vecchio insegnante di educazione fisica alle elementari. All'inizio non ricordava fosse stato lui a indirizzarlo verso la corsa ai Giochi della gioventù, quelle "simpatiche" competizioni sportive che da sempre coinvolgevano i bambini delle scuole elementari. Era uno spirito libero, preferiva affondare i passi nella terra umida più che correre nell'asciutto di quell'asfalto triste. Roberto era un tipo rustico, spesso apostrofava con espressioni colorite chi si ostinava a girare come un criceto attorno a quell'anello di settecento metri.

Aveva consigli per tutti, ma nessuno sembrava prenderlo davvero sul serio. A differenza di Walter che, con la sua meticolosità nell'allenare Francesco, accentrava le attenzioni. Ma Roberto non badava a questo, lui si divertiva a non avere pressioni.

Marco, oltre alla corsa, aveva l'impegno e l'obbligo di non farsi bocciare e, in quell'ultimo mese, doveva dare fondo a tutte le sue energie mentali per recuperare le insufficienze di alcune materie. Si rendeva conto, piegato sui libri, di quanto gli pesasse memorizzare tutti quei noiosi capitoli. Mezz'ora di studio e si ritrovava sfinito come se avesse corso una maratona.

L'affissione dei quadri si avvicinava e spaventava un po' tutti. Per alcuni, tornare a casa e riferire la bocciatura ai propri genitori, poteva equivalere a una vera e propria fucilazione.

Marco, come tutte le mattine da quel giorno in ospedale, si preparava la colazione da solo: caffelatte e dieci fette biscottate con marmellata. Masticava lentamente, sentiva la tensione salire, perché quello sarebbe potuto essere il suo ultimo pasto in caso di cattive notizie.

Il giorno del giudizio scolastico arrivò e i ragazzi erano sparsi sullo spiazzo antistante l'ingresso principale, lì dove sarebbero stati affissi i quadri, fogli che avrebbero sancito il loro futuro. Vedendo il bidello arrivare e staccare l'ultima striscia di nastro adesivo, partì la ressa per guardare i propri risultati e quello dei compagni. Una ressa da stadio; il dimenarsi di giovani corpi spazientiti; volarono spintoni e parolacce. Marco riuscì a intrufolarsi a fatica e, scorrendo lo sguardo, vide *Promosso con debito*.

Non era stato bocciato ma aveva ben due materie da recuperare: italiano e storia.

A casa, sua madre, saputi i risultati, gli risparmiò l'esecuzione. Notava che la corsa gli stava restituendo quei colori che la morte del padre aveva oscurato e lo lasciava libero di coltivare quella sua nuova passione. La felicità di Marco per Carla era ossigeno dopo lo scandalo che la legava a doppio filo in quell'inchiesta che procedeva a rilento, e non era ancora stata archiviata.

Marco si sentì più leggero dopo essersi tolto il peso della scuola e, l'occasione per capire a che punto fosse con il suo allenamento autogestito gli si presentò con una gara di paese organizzata per la festa patronale. I volantini della manifestazione erano al parco, di fianco la bacheca della Libertas, squadra fondata da Walter con il solo Francesco tesserato. In quel quadretto di legno venivano esposte foto e risultati di quel ragazzo che frantumava ogni record a livello regionale. Il suo allenatore, per farlo crescere in maniera costante, aveva preferito creare una società in città anziché cedere alle lusinghe di varie squadre del barese, pronte a pagare una discreta somma per il suo cartellino ma che avrebbero poi messo bocca sugli allenamenti o eventuali gare a cui partecipare. Anche quella manifestazione patronale era una specie di vetrina per Francesco che, nel nuovo anno, avrebbe dovuto qualificarsi e primeggiare nei campionati italiani juniores di corsa campestre.

Marco lesse con attenzione il regolamento che prevedeva cinque giri nel centro del paese per un totale di circa otto chilometri.

"Hai intenzione di partecipare?" chiese Roberto arrivando alle spalle del ragazzo.

"Perché no?" rispose diretto Marco. "Sarebbe la mia prima gara".

"Proprio la prima non direi, ricordo bene le tue gare ai Giochi della gioventù".

Marco rimase sorpreso, finora si erano limitati a semplici saluti e credeva non si ricordasse di lui visti i tanti alunni che ogni anno gli passavano davanti.

"Quindi lei si ricorda di me", chiese il ragazzo con un buffo sorriso.

"Certo che mi ricordo e dammi pure del tu... non sono ancora così vecchio! In bocca al lupo", disse voltandosi, "e se hai bisogno di qualche consiglio, chiedi pure!"

Marco era felice che qualcuno lo stesse prendendo in considerazione.

Fino a quel momento, a parte i suoi docenti, quasi nessuno conosceva il suo nome. Ora, invece, qualcosa stava cambiando, grazie allo sport aveva fatto amicizia con Francesco e considerava quel parco un tempio magico dove esprimersi senza timori, semplicemente correndo.

La festa patronale di Giovanni Battista era l'evento estivo atteso con ansia da tutto il paese. Ogni quartiere si pigmentava di bancarelle e luminarie, la zona periferica del parco era l'arena per il luna park, mentre in centro, ai piedi della villa comunale, un palco principesco avrebbe sorretto il cantante di turno prima della classica chiusura con i fuochi d'artificio. La banda risuonava dal primo mattino nell'aria risvegliando il paese dal torpore estivo.

La gara si sarebbe svolta nel primo pomeriggio e Marco, arrivato con largo anticipo, non la smetteva di bere acqua. Si sedette all'ombra di un palazzo aspettando che arrivassero anche gli altri partecipanti. Avrebbe voluto fossero almeno un centinaio per evitare brutte figure. Alla fine gli iscritti furono una trentina e, guardandosi attorno, si accorse che il pericolo di arrivare ultimo poteva essere scongiurato. Nel riscaldamento osservava quei pettorali: uomini e donne, giovani e meno giovani che avrebbero gareggiato tutti assieme. Lui, con il numero 30 spillato alla canotta, pensava a come gestire la gara, ma non aveva alcuna esperienza per farlo. Sentiva l'adrenalina salire a mano a mano che si avvicinava l'orario di partenza, strinse forte i lacci delle scarpe. Era pronto, ma aveva terrore di finire a terra su quei lastroni scivolosi. Rialzando lo sguardo vide avvicinarsi Martina e Chiara, sembrava un ologramma paradisiaco proiettato verso di lui, temeva di aver fatto un nodo troppo stretto da sentirlo forte in gola a bloccargli la parola.

E ora cosa le dico? pensò Marco facendo già lunghi respiri.

Sii naturale e non dire cazzate, suggerì la sua coscienza.

Si fermarono a dieci metri da lui. Lì c'era Francesco, non l'aveva visto arrivare. Le ragazze gli stavano facendo i complimenti già prima di cominciare; lui sorrideva ipnotizzandole con quegli occhi azzurri profondi come il mare.

Non erano lì per lui e questo a Marco un po' dispiaceva, nonostante fosse sicuro che non avrebbe fatto comunque una bella figura. Decise di mimetizzarsi dietro due vecchietti sotto lo striscione. Erano a loro agio in canotta e pantaloncini, parlavano di quanto fosse bassa la loro pensione.

La partenza si fece attendere qualche minuto per il noioso discorso del sindaco e un Marco già esausto era stretto alle transenne ancor prima dell'arrivo. Finalmente ci fu lo sparo e tutti si ammassarono nelle prime posizioni quasi fosse uno sprint generale. Marco era dietro, sapeva che la gara non sarebbe finita alla prima curva, restò calmo a un passo tranquillo, era lunga cinque giri. A ogni passaggio sotto il Palazzo di Città incrociava lo sguardo di Martina; non c'erano molti spettatori e i suoi riccioli biondi erano come un tabellone luminoso su cui osservare il vantaggio sugli avversari. Lei sorrideva vicino a Chiara che la stava martellando di parole e, forse, lo aveva salutato con un cenno della mano.

Marco cercava di mostrare un'espressione rilassata nonostante l'immane fatica; i ritmi erano davvero sostenuti e, il recuperare posizioni, gli iniettava nuova linfa ma, allo stesso tempo, lo portava a spingere allo stremo delle forze. Lontano dallo sguardo di Martina stringeva i denti e sbuffava. Arrivò settimo al traguardo, distante tre minuti da Francesco che aveva vinto a mani basse e non era minimamente sudato né per lo sforzo né per le temperature africane. Premiarono solo il primo e Marco, completamente fradicio, si guardò attorno in cerca di quel viso angelico che lo aveva motivato per tutta la gara. Intravide Chiara parlare con Francesco, ma di Martina non c'era più traccia.

Era andata via, a Marco restava nuovamente e solamente il suo ricordo.

Si consolò col buon risultato che aveva raggiunto.

Era soddisfatto e assaporava quel gusto piacevole che sa darti il sacrificio, con la voglia di mettersi ancora più in gioco in quella corsa verso un obiettivo ancora non del tutto chiaro.

"Ti sei divertito in gara?" chiese Roberto avvicinandosi.

"È stato bello", rispose con entusiasmo Marco, "faticoso ma piacevole, soprattutto dopo il traguardo".

"Allora dovresti provare ad allenarti seriamente", continuò Roberto, "la corsa è un mondo tutto da scoprire e penso proprio che farebbe al caso tuo. Vorresti farlo? Ti potrei allenare".

I suoi baffi addolcivano quegli occhi profondi e il tono di voce era divertente da ascoltare oltre a ispirare una profonda fiducia.

"Certo!" asserì deciso il ragazzo. "Speravo di trovarti qui, sono qui per questo... per allenarmi e migliorare".

Si strinsero la mano e si diedero appuntamento il pomeriggio seguente per la prima lezione.

Il primo passo consisteva nell'abbandonare quell'anello ormai consumato dai passi pesanti e malinconici di pigri corridori motivati dai sensi di colpa di qualche abbuffata.

Roberto aveva insegnato educazione fisica cambiando quasi ogni anno cattedra dal Piemonte, all'Emilia, passando dalla Toscana alle Marche prima di avere il ruolo, da una decina di anni, a San Giovanni Rotondo. Ora, a quarantacinque anni, si sentiva pieno di esperienza. Aveva corso e girato in tutta Italia senza però avere il tempo di fermarsi ad amare e condividere la sua passione con qualcuno.

Era uno spirito libero, ancorato adesso a delle strane radici.

"Ci vorrà tempo e pazienza, ma ci godremo ogni giorno di questo splendido viaggio", esordì la voce di Roberto rivolgendosi a Marco che palpitava all'idea di avere un allenatore.

"Inizieremo a costruire la nostra piramide dalla base e non dalla cima, come volevi fare tu affannandoti a rincorrere Francesco", disse con un tono abbastanza severo ma da non prendere troppo sul serio.

"Dove stiamo andando?" chiese Marco curioso.

"Nel nostro habitat naturale".

Roberto sembrava vivere la corsa come un dialogo interiore, navigando nel vento e bevendo la pioggia. Con la sua vecchia utilitaria rossa erano diretti verso est, appena cinque chilometri fuori paese, sulla strada provinciale che collega San Giovanni Rotondo a Monte Sant'Angelo, nella zona denominata "Pantano" per via di un vecchio lago, ricordo di una zona paludosa bonificata ai tempi del fascismo. Tutto era profumo di legumi, basilico e terra, l'erba sventolava solleticando i piedi di Marco abituati all'asfalto ruvido.

C'era un percorso da fare di cinque chilometri, dove si passava dal correre fra il gracchiare delle rane al fresco di una pineta. Annoiarsi sarebbe stato impossibile.

Marco iniziava a capire il segreto e la magia delle corse selvagge del popolo africano, agili come gazzelle nella natura sconfinata.

"Qui faremo corsa lenta e i lavori medio-veloci", asserì poetico Roberto. "Seguimi, adesso ti porto in un altro posto…"

In direzione opposta, tornando sui loro passi, i due salirono nuovamente nell'abitacolo, e raggiunsero nuovamente la città. Attraversarono le strade, in silenzio, tutto sembrava tacere in attesa di quella sorpresa. Le ruote si arrestarono nell'area attrezzata per i pellegrini, a pochi metri da quel Santuario che ormai da quasi un secolo era meta di fedeli, scettici e speranzosi. A piedi, imboccarono un sentiero asfaltato che li avrebbe condotti fino alle "Clarisse". Questo era il nome del convento di clausura, nascosto nel gomito di una curva, salendo fino in cima per quasi tre chilometri. Si correva a fatica su quelle aspre pendenze fra l'inchino degli abeti secolari e il sapore di muschio nei polmoni, con le rocce argentee a bordo strada a fare il tifo a non mollare. Arrivarono lassù che era quasi sera e la maestosità del panorama fece venire le vertigini a Marco, estasiato da quel magico quadro di cui ora sentiva di far parte. Era un po' più in basso della "Crucicchia", la storica vetta della città, ma l'orizzonte regalava ugualmente scintille come se le case fossero il riflesso delle stelle su quel mare di terra.

"È bellissimo", sussurrò Marco con gli occhi lucidi, "allenarsi in questi posti sarà un'emozione unica".

Rimasero così, rilassati, a gustarsi il tramonto seduti su dei sassi lasciati lì come poltrone, parlando di chilometri e strade verso sogni da realizzare in quell'estate ancora tutta da scoprire.

Francesco era un tipo estroverso, ma quando si trattava di parlare della sua preparazione giocava a fare il misterioso. Si trasformava in una sorta di mago del dire e non dire, rimanendo sul vago come se ci fosse una formula segreta. Era geloso dei suoi successi, ma aveva legato molto con Marco tanto da seguirlo in alcuni allenamenti lungo le strade di campagna. Rimase anche lui affascinato da quei sentieri naturali dove correre senza la tensione del traffico o i rumori della città, solo silenzio e aria per ascoltare i passi sul battito del cuore. Walter sicuramente non approvava che si frequentassero, ma per ora lasciava fare. A fine seduta, mentre Roberto andava alla ricerca di funghi e lumache, i ragazzi si fermavano a guardare il cielo, distesi sul prato immaginando un futuro colorato di vittorie.

"Stasera dovremmo andare in pizzeria con Chiara

e un paio di amici", disse Francesco, "ti andrebbe di venire?"

Marco era ancora a torso nudo quando venne colto da quell'invito inaspettato.

"Dici sul serio?" rispose quasi incredulo.

"Certo, ci divertiremo vedrai, quella Chiara è tutta matta!"

"Verrà anche Martina?" chiese Marco d'istinto.

"Penso di sì, sono sempre assieme, comunque glielo chiedo".

Francesco fece uno strano sorriso come a intendere che aveva intuito la cotta di Marco per quella ragazza, ma a lui non importava, era troppo eccitato, questa volta voleva fargli una buona impressione.

Si sarebbero visti al solito posto, davanti alla chiesa nel centro città, vicino alla villa comunale, fulcro d'incontro di quasi tutti gli appuntamenti del paese. Tornato a casa non riuscì a nascondere quella piccola felicità a sua madre, contenta di vederlo sereno. Ogni tanto qualche aggiornamento sul furto in ospedale la faceva ripiombare nell'ansia ma nulla di concreto o di ufficiale finora le era stato mosso contro e le preoccupazioni si placavano vedendo l'entusiasmo di quel ragazzo che stava rifiorendo. Anche i mal di testa sembravano scomparsi nel nulla.

"Ma si può sapere cosa ci fai tutto questo tempo chiuso in bagno?"

"Mamma ho quasi finito, stasera esco con Francesco e delle sue amiche", rispose da dietro il vetro.

Osservava quella porta e pensava che il tempo passava e questo era il suo primo appuntamento.

Aveva diciassette anni e tra poco sarebbe diventato maggiorenne e volato via da casa.

"Ti togli da dietro la porta per favore, ci vorrà ancora un po' di tempo", disse Marco affacciandosi nel vapore mezzo nudo.

"Apri la finestra, piuttosto", rispose la mamma con una certa ilarità vedendo la sua espressione da adulto.

Si era cambiato e ricambiato mille volte davanti quello specchio ormai stufo di vederselo riflesso. La camicia blu non si abbinava al jeans troppo scuro, la maglietta verde faceva a cazzotti con le scarpe chiare; stava ricominciando a sudare e decise che il primo abbinamento sarebbe andato bene.

Marco, arrivato, fece uno squillo a Francesco, leggermente in ritardo.

C'era davvero caldo in quella serata di luglio e, appoggiato alla ringhiera della chiesa, si guardava attorno contando i ragazzi con le sigarette accese. Intravide Chiara avvicinarsi assieme a Francesco con un'amica che parlava al telefono. Erano nella penombra, Marco non riusciva a capire se fosse Martina, poi la luce di un lampione svelò quella sagoma sconosciuta.

"Ciao Marco, lei è Daniela".

Non prestò attenzione al nome, al suo cuore non importava e la sua mente era d'accordo. Perché non c'era Martina a baciarlo sulla guancia e a stringergli la mano.

"Marco hai tutta la sera per fissarla, dai andiamo", disse Francesco sorridendo divertito.

Daniela aveva un sorriso che lo intimoriva, le sue dita erano troppo grandi e il taglio corto dei capelli non stava bene su quegli occhi un po' sporgenti. Durante la serata scoprì di condividere la stessa timidezza, ma questa volta Marco avrebbe potuto essere molto espansivo per quant'era carico, solo che non ne aveva nessuna voglia.

"Martina non poteva uscire questa sera?" domandò Francesco a Chiara.

Si era accorto di recitare un noioso monologo e cercò un pizzico di sale in quella conversazione mentre Daniela guardava strano Marco e rispondeva monosillabi alle sue domande da censimento catastale.

"Ha detto che non se la sentiva e che sarebbe rimasta a casa".

Come non se la sentiva? pensò Marco interdetto. *Si è sentita poco bene vorrai dire?*

Non disse nulla e lasciò libera la mente di risolvere l'enigma interpretando quella frase. Daniela forse non era così brutta da meritare quella descrizione, ma l'immagine di Martina davanti ai suoi occhi rendeva tutto molto triste e soggettivo.

Passeggiarono un po', ora Marco aveva in comune

con Daniela anche la voglia di tornarsene a casa.

"Ragazzi devo andare, per me si è fatto tardi", disse Marco agitando in mano il cellulare, "è stata una bella serata, alla prossima".

Si affrettò a congedarsi prima che potessero coinvolgerlo in un altro girotondo.

Era stata uno schifo, nulla era andato come aveva immaginato. Decise di prendere una strada secondaria, passando davanti alla sua vecchia scuola elementare per evitare le luci dei locali a far da riflettore al suo cattivo umore. Si accorse dalla musica ad alto volume di un nuovo pub che era stato aperto a pochi isolati da casa sua. Forse sarebbe stato meglio non prendere quella scorciatoia, ma a volte le strade sembra sceglierle il destino. Si ritrovò davanti alla vetrata a fissare quei due, bere qualcosa sfiorandosi la mano. Dai capelli riconobbe Martina in compagnia di Nicolas. Sorridevano con la complicità di una coppia felice e divertita, che fuori potesse esserci uno stupido spettatore con il cuore spezzato, non importava. Riprese fiato e accelerò nervoso il passo verso le scale del suo portone. Si fermò con le chiavi strette in mano quasi a fargli male:

Come diavolo mi è venuto in mente di immaginare che Martina potesse mai interessarsi a uno sfigato come me! pensò girando la serratura e sbattendo la porta.

Quattro

Terminate le ferie Carla in quella mattina di settembre sarebbe tornata al lavoro. Aveva totalmente staccato dall'ambiente ospedaliero che sa consumarti come pochi. Quelle tre settimane sembrarono averla rigenerata ed era pronta ad affrontare vecchie e nuove responsabilità. Il reparto lo trovò quasi come l'aveva lasciato, si respirava un certo ordine e l'attenzione di chi sapeva di non poter sbagliare. I carabinieri, tuttavia, era un paio di mesi che non vi facevano più visita. Tutto sommato era stato un rientro tranquillo nonostante si fosse trattenuta il primo giorno fino a tardi.

"Marco sono rientrata, ho comprato un po' di pizza per cena".

"Sto guardando un film", rispose il ragazzo dalla sua stanza. "Ho già cenato, comunque!"

Era stanca, versò un po' di vino e lo fece respirare

mentre si svestiva.

Accese la TV, lasciando scorrere le solite storie al telegiornale regionale: politica, crisi, scandali e ancora un caso di malasanità. Guardava fuori la finestra il cielo imbrunirsi e uno strano arancione tinteggiava l'aria battuta dal vento. Le sue orecchie percepirono la coda di quell'ultima notizia, ma c'era la pubblicità a confondere l'idea di aver capito male.

"Buonasera. Siamo in collegamento dalla sede ASL di San Giovanni Rotondo, fuori dagli uffici per aggiornarvi sul furto che nella notte scorsa avrebbe colpito la struttura sanitaria. Le forze dell'ordine dal pomeriggio stanno studiando la scena del crimine e raccogliendo elementi preziosi per quello che sembra essere un caso analogo a quanto già successo nell'ospedale Casa Sollievo della Sofferenza *qualche mese prima. Per ora è tutto, ci saranno aggiornamenti nelle prossime edizioni".*

Carla rimase impietrita, ebbe un fremito, rabbrividendo spense d'istinto la televisione. Si lasciò scivolare sul divano e mentre il tramonto si nascondeva dietro le montagne, sentiva riemergere dentro di lei vecchi fantasmi.

Passò la notte a rivoltarsi scalciando le coperte che sembravano volerla soffocare.

Al lavoro era già ripreso quel chiacchiericcio che

aveva accompagnato le terribili giornate, qualche mese prima. Presunti esperti e opinionisti si scambiavano bizzarri punti di vista.

"La cosa è grave e ci scapperà il morto, vedrete", disse il dottor Bonello col suo marcato accento siculo.

"Le forze dell'ordine come sempre brancolano nel buio, non troveranno mai un colpevole", rispose una collega anestesista alimentando la polemica.

"Ho degli amici tra i carabinieri", intervenne un infermiere, "mi hanno confessato che si tratta di uno bravo. Entrambe le volte ha oscurato le telecamere e ha fatto sparire ogni cosa senza lasciare traccia. In ospedale gli agenti non si sono accorti di nulla e nella ASL la sorveglianza era addirittura assente".

"Figurati, ormai siamo senza nessun controllo, indifesi, con i malviventi liberi di agire indisturbati", sottolineò la dottoressa con una smorfia attenta a non rovinare il trucco.

Carla, come già in passato, ascoltava silenziosa e, ansiosa, sentiva di nuovo addosso gli occhi della gente.

Io ero a casa, possono anche controllare, e spero la smetteranno di farsi strane idee sul mio conto, pensò inquieta sistemando alcuni referti in cartella.

I carabinieri tornarono in ospedale, controllando nuovamente i registri. Erano stati trafugati dai magazzini ASL gli stessi farmaci del precedente furto, ma questa volta non risultavano commissioni a carico del reparto. Si era accorta di tutto un'infermiera degli ambulatori che ogni mattina ripristinava dal magazzino le scorte di materiali per prelievi ed esami di laboratorio. Ovviamente, nel vorticoso rincorrersi di voci, venne fuori l'idea del sicuro collegamento tra i due reati, così come la speranza di trovare tracce che potessero indirizzare i carabinieri verso una pista da seguire.

Settembre aveva portato con sé quella sensazione nostalgica verso la fine dell'estate, ma per Marco la malinconia era ancorata al non riuscire a dimenticare Martina. Passava spesso dal parco cercando di incrociarla, ma la ragazza non si fece mai viva e la sera non restava che sospirare al buio con i sogni schiacciati dal cuscino. Soffriva di nuovo in solitudine specchiandosi nei silenzi di sua madre, nuovamente angosciata per l'ennesimo scandalo. Le loro coscienze non riuscivano a separarsi dalla paura di perdere qualcosa di cui non erano responsabili e su cui non avevano controllo.

"Marco cosa succede?" chiese Roberto pedalando accanto al ragazzo. "C'è il sole, corriamo in questo paradiso e tu sei triste?"

"Sto bene", rispose svogliato, "non è niente".

"Ascoltami, tenersi tutto dentro non è sempre la soluzione".

"Tanto non possiamo farci nulla comunque", sospirò rallentando, ormai stufo di correre.

Si fermarono e Roberto scese dalla bici. Erano sul sentiero che costeggiava il lago di Pantano, la foschia mattutina si era dissolta lasciando spazio alle libellule di galleggiare libere sulla pineta inebriata dalla brina. Marco si rannicchiò stringendosi le ginocchia fra le braccia, chiuso a riccio nei suoi pensieri.

"Vedi", cominciò Roberto, "le preoccupazioni faranno sempre parte della vita. Possiamo lottare, impegnarci, avere la volontà di cambiare, ma spesso non riusciremo a modificare il destino, tuttavia saremo comunque persone migliori".

Marco ascoltava in silenzio. Lanciava dei piccoli sassi che formando cerchi concentrici scuotevano la calma piatta del lago, non disturbato da correnti. Roberto intuiva quelle preoccupazioni per i primi amori non corrisposti, per sua madre troppo sola e per la mancanza di un padre che sapesse guidarlo, ma preferiva non premere sulle ferite, lasciando che il vento potesse asciugarle e lui soffiare leggero dei consigli per farlo stare meglio.

"Quindi bisogna comunque avere la forza di reagire?" chiese rassegnato il ragazzo. "Provarci anche se non arriveremo a nulla?"

"Arriverai sempre da qualche parte, solo stando fermi gli eventi ci sovrastano. Resisti, corri e suda per i tuoi sogni, disperati un attimo ma riparti con più forza. Avrai la fortuna, quando sarai al traguardo, di scoprire un risultato inaspettato e altrettanto meraviglioso di quello desiderato".

Roberto lo strinse a sé, sussurrandogli quello che il suo cuore accompagnato da quel quadro naturale gli suggeriva, disegnando parole che la sua storia aveva intinto nei colori della sua esperienza di nomade solitario.

"Ricorda che la felicità non è solo nella meta raggiunta, ma l'intero viaggio renderà il ricordo indimenticabile e degno di essere vissuto".

"Voglio correre", disse Marco abbozzando un sorriso, "ripartiamo subito, dai!"

Scapparono dalla malinconia. Roberto pedalava verso nuove sensazioni, sentiva la responsabilità di dare il meglio per quel ragazzo che era un po' il figlio che avrebbe voluto, esprimendo quelle parole che suo padre non gli aveva mai confidato.

Marco stava per tornare a scuola e non avvertiva quell'ansia che ogni anno lo terrorizzava. Aveva facilmente recuperato il debito perché la professoressa Felicita era andata in pensione e aveva lasciato posto a un giovane docente alle prime armi e, almeno per ora, facilmente condizionabile.

Nicolas era stato bocciato e non gli avrebbe rotto le scatole: si sentiva già proiettato verso gli esami della quinta superiore senza troppa fatica. Si rendeva conto che quello che Roberto gli ripeteva durante gli allenamenti era vero, tutte le corse a perdifiato lottando contro i segnali del cervello di mollare, avevano fortificato la sua volontà e adesso aveva paura solo di non volersi impegnare abbastanza.

Francesco si aggregava sempre meno alle sue corse nella natura, ma si ritrovavano spesso al parco a parlare delle campestri, gara che a febbraio nella nuova categoria junior avrebbe potuto dare al "keniano bianco", come amava apostrofarlo Walter, una nuova dimensione nazionale.

"Marco, la sai l'ultima?" gli disse mentre si scaldavano nel solito anello del parco.

"Ti sei fidanzato con Chiara?" rispose Marco sorridendo.

"Ma per piacere, certe volte è insopportabile", replicò Francesco aggrottando le sopracciglia, "io e te saremo compagni di squadra, me l'ha detto stamane Walter, gliel'ha chiesto Roberto".

Immaginava fosse uno scherzo, e lo chiese almeno cento volte prima di iniziare a credere a quella notizia.

Marco era al settimo cielo e non pensava che anche le sorprese inaspettate potessero regalare tanta felicità. Aveva accennato al suo allenatore il desiderio di gareggiare, ottenendo sempre, come risposte, inviti a mantenere i piedi per terra... e ora si scopriva compagno di squadra del suo migliore amico, campione e costante punto di riferimento. Quel giorno avevano delle ripetute sui 400 metri e nonostante Francesco fosse molto più veloce di lui, Marco si sentiva leggero e quasi riusciva a tenere il passo di quel "keniano bianco".

"A febbraio dovrò stare attento in gara..." disse Francesco fermando il cronometro su 1 minuto e 8 secondi.

"Ma se non hai neanche il fiatone", ansimò Marco affaticato, "di cosa ti vuoi preoccupare!"

"Non credere", ribatté Francesco in modo così saggio da sembrare fuori luogo, "il talento, senza allenamento, è come un orologio senza batteria. Rimarrà lì fermo mentre il tempo scorre".

Marco era talmente proiettato su quella gara che il tempo corse veloce.

Aveva il tesserino della Federazione Italiana che lo identificava con una foto alla sua nuova squadra: la Libertas San Giovanni Rotondo. Come divisa una canotta azzurra e un pantaloncino bianco gli davano quel senso di appartenenza. Si convinse a depilarsi dopo che Francesco ripetutamente lo aveva minacciato di non presentarsi alla partenza con quei peli sulle gambe. Sul Gargano i mesi più freddi sono i primi dell'anno e, in quella settimana di febbraio, oltre alla pioggia, l'aria veniva lacerata dai soffi funesti di tramontana. Roberto si era offerto di accompagnare i ragazzi che si sarebbero giocati, nella vicina stazione dell'Aereonautica, la qualificazione alle regionali di corsa campestre.

"Amendola" era il nome della zona militare che li avrebbe ospitati, posta a circa trenta chilometri da San Giovanni Rotondo in direzione Foggia passando per la statale 89. Walter non riteneva indispensabile la sua presenza in una gara che Francesco avrebbe dovuto dominare senza nessuna difficoltà.

Marco era tesissimo, si limitava ad ascoltare il suono del motore sperando che il suo potesse funzionare a pieni giri. Un paio di militari si avvicinarono all'ingresso per controllare i documenti e l'effettiva presenza nel loro registro con tutti gli iscritti alle gare. Erano in una zona *off limits*, quella manifestazione era frutto di una collaborazione del gruppo sportivo dell'Aereonautica con la Federazione regionale di atletica leggera. Vennero scortati in un percorso obbligato fra le varie casermette poste a schiera e tappezzate di filo spinato. Nonostante il gelo pungente era quasi tutto pronto, lo striscione gonfiabile era issato all'arrivo e ondeggiava sotto gli strattoni del vento, un clima di festa e colori riscaldava l'aria e Marco continuava restare in silenzio. Si sarebbero qualificati i primi dieci e non riusciva ad azzardare uno straccio di previsione per la sua gara.

Roberto si era avvicinato al gazebo dei giudici per

il ritiro dei pettorali, Francesco sembrava sparito nel nulla e Marco cercava un bagno dove poter svuotare la vescica.

"Ragazzo, oggi è solo una gara, non è una guerra o qualcosa di cui aver paura. Ti sei impegnato per goderti al massimo il divertimento che questi cinque chilometri sapranno regalarti. Rilassati e corri spensierato".

Roberto era in ginocchio davanti a quegli occhi scuri così pieni di emozione da sembrare inumiditi da lacrime di gioia. Marco, dopo aver fatto riscaldamento in solitudine ai margini del campo di atterraggio, si avvicinò alla partenza sentendo la voglia di lasciare un'impronta in quel giorno già di per sé memorabile.

Francesco era spuntato magicamente in prima fila, strinse il pugno sul petto, Marco rispose con un cenno del capo. I cinquanta ragazzi erano pronti a scattare verso la vittoria fermi su dei blocchi immaginari.

Lo sparo improvviso bagnò le polveri su quelle zolle di terra scalciate dai tacchetti che come artigli gonfiavano quei polpacci palpitanti. Un groviglio di gambe e gomiti s'intrecciarono nel tentativo di farsi spazio. Alla prima curva Marco fu travolto, spintonato perse l'equilibrio finendo a terra calpestato, si ritrovò ultimo a rincorrere il tempo perduto deciso a non aspettarlo.

"Alzati ragazzo!" urlò Roberto dalle transenne.

Senza pensare ai lividi, scattò d'istinto verso la coda del gruppo pronto a scappar via. C'erano quattro curve strette, rese viscide dalla pioggia della notte, gli appoggi risentivano della terra che slittava sotto i piedi. Nonostante questo Francesco correva agile ed era già al comando guidando il branco in fila indiana con Marco che faticava a recuperare posizioni.

Povero ragazzo, non ci voleva, pensò Roberto stringendo forte i pugni fra le sue mani.

Il primo giro schizzò via in meno di quattro minuti, ne restavano cinque per cercare la rimonta. Il pubblico, composto perlopiù da genitori, si scaldava facendo il tifo e sembrava simpatizzare per quello sfortunato ragazzo caduto in partenza.

"Bravo, sei già in fuga!" urlarono euforici verso Francesco.

Roberto dovette attendere una ventina di secondi prima di incitare il suo campioncino.

"Marco, continua così! I primi non sono lontani".

Marco era chino sul capo dallo sforzo, alzò un attimo lo sguardo quel tanto per accorgersi che stava riacciuffando pian piano gli avversari. Si fece coraggio aumentando la falcata. Si sentiva bene nonostante la caduta, ma aveva paura di non reggere quella velocità, il ritmo era forsennato e ogni sorpasso gli costava una spinta o una gomitata.

Francesco aveva praticamente già vinto, affrontava

le curve in totale controllo con un'espressione rilassata. Marco era in recupero, attorno alla ventesima posizione.

Roberto sapeva contare, ma giocava sulla psicologia motivazionale:

"Ottimo sei quasi nei dieci!" incitava urlando. "Dai tutto che è finita!"

Fare da spettatore a una gara trasmette facilità e naturalezza, rende semplice agli occhi qualcosa di enormemente complesso; allo stesso modo, Francesco sembrava danzare incurante degli avversari e del fango scivoloso. Marco rimontava, la sua corsa era meno aggraziata ma comunque efficace. Mancavano due curve e tre avversari da superare per entrare nei dieci e qualificarsi alle regionali. Erano nel mirino e li sentiva affannarsi nel tentativo di resistere al suo ritorno, provarono allargandosi a ostacolarlo ma bastò aumentare la frequenza dei passi per lasciarli indietro e affrontare l'ultima curva in undicesima posizione, a pochi metri dal sogno e a circa trecento dal traguardo. Le gambe bruciavano nonostante il freddo. Marco si sentiva un cecchino senza possibilità di errore. A occhi chiusi, aiutandosi con le braccia quasi a voler nuotare nell'aria sempre più dura da trapassare, si protese in avanti e, mentre avanzava verso la gloria, il suo avversario indietreggiava scomposto e perso, senza più energia. Marco arrivò decimo, gettandosi al suolo a baciare quella terra che, a inizio gara, sembrava così ruvida e severa; ora, con il senno di quello che era stato, sembrava soffice, quasi dolce, ammorbidita da una felicità leggera.

Sorrise con gli occhi sporchi di fango, aveva al collo la medaglia, simbolo di quel sogno divenuto realtà con tanta fatica.

Nei giorni seguenti, al parco, vennero affissi in bacheca i risultati dei ragazzi; da quel successo trasudava orgoglio e la speranza di muovere una cultura sportiva che offrisse strutture idonee dove potersi allenare. Vennero scritti alcuni articoli sui quotidiani locali e subito, tra la gente, serpeggiò un certo entusiasmo. Nonostante il freddo, la voglia di infilare le scarpette e iniziare a correre andò aumentando.

"Francesco continua a vincere!" esclamò Pio scorrendo con il dito fino a fondo pagina.

"È il mio ragazzo", rispose Walter gonfiando il petto, "diventerà un campione!"

Aspettava ansioso che qualcuno desse il via alla sua autocelebrazione.

"C'è un altro dei nostri, però, nei dieci evidenziati", continuò il custode. "Deve essere quel giovane che si allena con Roberto..."

"Già, Marco", lo interruppe con tono seccato, "niente di che, comunque... è stato fortunato, alla sua età dovrebbe fare molto meglio. Se non migliora ancora, nelle regionali non avrà speranza. Il mio Francesco, invece, ha vinto facendo allenamento: il suo obiettivo sono le nazionali!"

Marco era fermo all'entrata del parco da un paio di minuti, appoggiato al cancello con l'orecchio proteso all'ascolto. Scuoteva la testa già consapevole di dove sarebbero arrivati quei discorsi.

"Adesso spero che il Comune trovi le risorse per supportare Francesco", continuò Walter. "Il suo talento deve essere coltivato con attenzioni particolari".

Così dicendo l'allenatore si girò di scatto verso il grande cancello d'ingresso. Fu una frazione di secondo, Marco si ritirò di schiena contro il muretto.

"Cavolo, credo mi abbia visto!" sussurrò a bassa voce il ragazzo.

"Non basta improvvisarsi allenatore e correre fra mulattiere dissestate", mormorò Walter avvicinandosi all'ingresso, "servono metodo e scienza per raggiungere traguardi ambiziosi".

Marco vedendolo arrivare si dileguò, non voleva dargli la soddisfazione di un confronto faccia a faccia.

Quelli fino al parco furono gli unici passi di Marco quel pomeriggio. Arrabbiato e deluso tornò a casa, era uscito per godersi la soddisfazione di avercela fatta, ma la presenza di quell'essere sempre più viscido gli aveva dato il voltastomaco.

Walter aveva affondato radici nell'atletica grazie al passato da professionista e ora stava infiltrandosi nella Federazione come allenatore; nel mezzofondo giovanile Francesco era primo in regione e nei cinque a livello nazionale. La sua fama stava aumentando, così come la cattiveria nei confronti di chi cercava di oscurare i suoi successi.

Nei giorni seguenti Marco, avrebbe voluto preparare con un altro spirito la gara regionale di marzo. La rabbia, però, sembrava esplodergli in petto e, un paio di volte, sentì riavvicinarsi i fastidiosi rimbombi dei mal di testa. Doveva stare calmo, lo sapeva, provò - come sempre - a nascondere il malessere e tenersi tutto dentro. Roberto, nonostante il freddo, seguiva incappucciato il suo ragazzo e l'empatia sviluppata in quei mesi gli fece intuire che qualcosa nuovamente turbava la sua serenità.

"Marco stai andando troppo veloce", gli disse Roberto mostrandogli il cronometro.

"Ce la faccio, sto bene, voglio migliorare ancora".

Non rallentò, anzi. Marco sembrava volersi sfinire in quel giorno che non sarebbe dovuto essere altro che un giorno come un altro, semplice routine con un noioso allenamento di rifinitura.

Roberto lasciò fare pedalando in silenzio al suo

fianco.

Digrignava ancora i denti a fine seduta. L'allenatore lasciò che la rabbia allentasse la morsa e porgendogli un asciugamano lo invitò a salire in macchina per non raffreddarsi.

"Adesso che ti sei sfogato puoi dirmi cosa sta succedendo?"

L'uomo conosceva i ritmi degli allenamenti, ma anche i tempi per far schiudere l'animo di quel ragazzo ancora troppo istintivo nei confronti del dolore.

"Il problema è Walter", sbottò Marco. "Vorrei sapere cos'ha contro di me... L'ho sentito al parco, parlava di me, anzi, sparlava della mia gara, infangava i miei obiettivi così, senza motivo".

"Walter è una persona particolare, caro mio. Ti confesso che neanch'io simpatizzo per lui", disse Roberto con tono pacato. "Lo stimo per i risultati che sta ottenendo con Francesco, ma, in effetti, i suoi modi sono spesso arroganti e fuori luogo".

"La mia strada non è conclusa", rispose Marco determinato. "Io voglio migliorare ancora, allenarmi di più, e dimostrare che non sono così scarso come mi descrive".

"Sbagli a cercare le motivazioni negli altri, stai facendo passi da gigante, in poco tempo: ti sei guadagnato le regionali, ora il fisico ha bisogno di adattarsi agli sforzi, devi avere una crescita graduale se vuoi correre a lungo e continuare a divertirti!”

“Me ne frego di divertirmi!” urlò. “Ti prego, proviamo a spingerci oltre i limiti! Se dovessi accorgermi di faticare troppo sarò io stesso a rallentare”.

“Va bene”, concluse Roberto quasi rassegnato, “però questo atteggiamento non mi piace, faremo le regionali ma poi ritorneremo alla nostra dimensione”.

Aumentarono la mole di chilometri e i ritmi sulle ripetute erano da far scoppiare il cuore. Marco era mosso dalla rabbia e finiva stravolto gli allenamenti. Stava migliorando ulteriormente, ma la bilancia stava aumentando il peso sulla fatica: il recupero rallentava e sentiva crescere lo stress nelle sue corde, tese come quelle di un violino al termine di un concerto. Aveva smesso di sorridere, la pioggia lo innervosiva, la terra lo disturbava e il vento lo rallentava, tutto ciò che nella natura gli era amico ora, con quell’approccio, si stava ribellando al suo modo di fare diventando, insieme a se stesso, il primo degli avversari.

Francesco intanto si era allontanato del tutto, ribadiva che Walter non approvava il fatto che si allenasse su quei fondi sconnessi, e lui non voleva infortunarsi.

Marco era dispiaciuto, ma sapeva che quel giorno sarebbe arrivato: rispettava la scelta impostagli dal suo allenatore e si accontentava delle sempre più sporadiche passeggiate al parco, non voleva perdere il suo unico amico.

Walter era un tipo loquace ma possedeva uno sguardo da "Santa Inquisizione". Un omone robusto e fiero, sicuro delle sue convinzioni, anche quelle più strane. Nonostante risultasse spesso sopra le righe, con i suoi proclami, aveva la capacità di attirare le attenzioni e di accentrare su di sé la discussione, tutti sembravano ascoltarlo forse per timore o semplice curiosità. Quando era accaduta la tragedia di Piero, dopo un periodo di silenzio, fece in modo di mostrarsi attento al dolore di Carla. Voleva essere vicino alla famiglia - vista l'amicizia e il rapporto creato in quegli anni da colleghi - poi, vennero fuori forse i suoi reali interessi. Era abituato a raggiungere quello che desiderava, a ogni costo.

Carla era una donna dalla bellezza semplice e poco appariscente. Occhi scuri intagliati a goccia nel cuore del suo viso rotondo, capelli ondulati con riflessi di mogano a ricalcare un naso aquilino che puntava a labbra non troppo pronunciate. Walter provava attrazione per quell'armonia dal carattere timido ma acuto. Quando restavano soli giocava a fare il galantuomo: regalava quei tipici complimenti che possono far piacere, ma di sicuro imbarazzano una donna sposata. Piero si fidava del suo collega, era abituato a vedere il buono delle persone, anche nei delinquenti. Carla venne rassicurata dal marito: Walter era come un fratello e non c'era malizia nei suoi comportamenti. Fu così che trovò sollievo nella vicinanza di Walter dopo la sua morte. Il dolore era come un buco nero in cui stava per annegare e l'amore che mostrava era l'àncora di salvezza che poteva farla riemergere e aiutarla a ritrovare la luce. Vi si aggrappò con tutta se stessa, aveva bisogno di aiuto e in lui rivedeva a tratti la figura del marito. Era disponibile, presente, e cercava di farla sorridere. Carla si sentiva meno sola e, con il tempo, avrebbe avuto la forza di parlare a Marco, sempre più assente nel suo cielo costellato di silenzi.

Walter, una mattina, accompagnò Carla a posare dei fiori sulla quella lapide ancora così calda. Tornati a casa scesero in garage a sistemare e chiudere gli ultimi scatoloni carichi di ricordi. Carla si accasciò a terra; delle piccole lacrime si fecero spazio fra le guance struccate. Walter si avvicinò alla donna, la aiutò a rialzarsi e - guardandola negli occhi - la baciò. Lei rimase immobile. Spiazzata e confusa, non riuscì a fermare quelle labbra ormai fuori controllo. La rigidità muscolare si stava sciogliendo sotto quel contatto e sentiva il bisogno di lasciarsi andare.

Il raziocinio sconfitto dall'istinto primordiale.

Un vortice di passione, nient'altro, non c'erano pensieri. I capelli legati a coda da un elastico giallo si sciolsero e caddero sulla schiena seminuda. Le dita premevano sui fianchi, un fremito scosse entrambe le coscienze. Forse per un attimo lo spettro del rimorso, ma i loro animi decisero di non fermarsi. Poggiati a una vetrinetta che mostrava i loro corpi sempre più spogli, vinsero le ultime paure dettate dalla ragione e, come nuvole gonfie prima di un temporale, tuonarono la loro ebrezza. Pioveva sudore fra i palpiti dei seni poggiati alle guance rosse di stupore e, raggiunta la vetta, si lasciarono cadere portati dal fresco vento che annuncia il sereno o l'inizio di una nuova tempesta.

Si lasciarono furtivamente.

Carla passò la notte insonne fra sensi di colpa e il dolce benessere di essere amata.

Il giorno seguente ci fu solo silenzio, così nei giorni successivi.

Iniziò di nuovo il vuoto a farsi spazio.

Walter era irraggiungibile, alcuni colleghi ritornarono a parlare di Piero, degli spari a freddo senza che il suo collega rispondesse al fuoco, nascosto dietro il suo essere codardo.

Il tormento di Carla chiamò l'angoscia e con sé la collera, disperandosi per quello che aveva fatto.

Ora, nel presente, dopo tutto quel tempo, vedeva gli occhi di Marco e non riusciva a reggere il suo sguardo per il rancore verso quell'uomo che avrebbe dovuto solamente stargli lontano.

"Mamma, perché Walter sembra odiarmi?"

Sapeva che quel giorno sarebbe arrivato. Non

avrebbe trattenuto ancora a lungo quel peso inabissato che cercava di riemergere dal suo animo inondato di dolore.

"Pensavo non avresti mai dovuto più avere a che fare con lui", disse Carla prendendo le mani del ragazzo, "invece il destino ha voluto che vi riavvicinaste e ora ne capisco il motivo".

"Quale sarebbe?" chiese Marco guardandola negli occhi.

"La verità".

Cinque

Marzo arrivò non portando con sé alcuno squarcio di primavera; aveva in grembo, invece, un grave senso di smarrimento, come se le stagioni si fossero confuse e l'inverno sarebbe durato in eterno.

Marco era ritornato a essere un automa, chiuso nella rabbia dopo aver scoperto quella duplice verità che feriva e rigirava la lama in quel cuore troppo giovane. La voce di suo padre ucciso e lasciato solo come un cane, da quel codardo che poi aveva abusato di quello stesso dolore per accerchiare Carla, ora lo tormentava. La sua giovane mente si rifiutava di usare la ragione. Il cuore, dal canto suo, batteva in modo accelerato echeggiando prepotente in testa. La testa, però, era già piena; le emicranie avevano ripreso a fargli visita nelle notti insonni, dove strane costellazioni apparivano e si mescolavano nei suoi occhi disorientati.

Roberto provava a chiamarlo ogni giorno. Passò una settimana prima che Marco rispondesse.

"Sei l'unico che finora non mi ha mentito, e lo sai", disse sincero il ragazzo.

"A volte una bugia può sembrare più semplice di una triste verità, sono frasi fatte ma è così", rispose Roberto. "Tu sei ancora così giovane, con il tempo capirai che vivere alla luce del sole non è facile. Il buio fa parte del giorno e senza di esso, forse, non avremmo un equilibrio".

Carla provava a parlargli senza invadenza, non si aspettava perdono ma comprensione.

Marco aveva bisogno di tempo e si limitava al buongiorno e poche altre parole di circostanza.

Il ragazzo riprese ad allenarsi e lo sfogarsi correndo a perdifiato lo aiutava a sentirsi più leggero. Voleva voltare pagina, distanziare il passato e continuare a lottare per i suoi sogni.

Roberto cercava di assecondarlo, non volle sapere la verità, gli bastava vederlo combattere contro i suoi fantasmi.

"Conferma la mia iscrizione alle regionali", propose Marco in un tiepido pomeriggio. "Voglio provarci!"

La gara si sarebbe svolta a Cassano delle Murge, un paese in provincia di Bari a circa duecento chilometri da San Giovanni Rotondo. Marco e Francesco si sentirono per telefono prima di partire in solitaria, arrivando in parallelo accompagnati dai rispettivi allenatori.

Nella notte Marco aveva riposato male, con un leggero ronzio che lo aveva tenuto sveglio durante tutto il viaggio. Francesco scalpitava, era in grande condizione: i suoi occhi azzurri splendevano come le venature in rilievo sulla pelle e nulla avrebbe potuto fermarlo quel giorno.

Il percorso della gara era stato ricavato da un ettaro di terra appena in periferia. Un agriturismo accoglieva le squadre nell'ampio parcheggio antistante la stalla dei cavalli, e dei muri a secco disegnavano parte del percorso fatto di zolle sconnesse, tronchi e curve strette dove frenare e rilanciare continuamente l'azione di corsa. I due ragazzi si salutarono condividendo il riscaldamento. Walter non si avvicinò, fermandosi a gesticolare con i giudici prima di appoggiarsi a un albero azzerando il suo cronometro.

"Ascoltami bene", disse Roberto appena prima della partenza. "Libera la mente e corri per te stesso!"

La pistola puntava al cielo. Lo sparo sfilò la terra sotto i piedi a quei ragazzi partiti come puledri da corsa. Francesco era in testa al gruppo, anche Marco era partito stranamente bene, non voleva cadere. La gara sarebbe stata lunga sette chilometri, divisi in quattro giri da seminare col sudore. Anche qui i primi dieci si sarebbero qualificati alle nazionali e Marco dopo i primi due giri era in una sorprendente settima posizione. Francesco era lanciato in prima posizione, agile e rilassato, Marco avanzava di potenza e la sua faccia sporca di fango era una smorfia di sofferenza.

Sotto il traguardo le voci si confondevano al boato degli applausi. Roberto urlava, ma non si riusciva a distinguere cosa stesse dicendo.

Marco viveva una strana trance agonistica: libero all'interno di se stesso ad ascoltare gli spasmi dei muscoli sotto il suo respiro. Appena dopo lo striscione, cambiò qualcosa nel suo modo di correre. Incespicò. Iniziò ad appesantirsi, ciondolava allargando oltremodo le traiettorie, rallentava. Perse, in pochi attimi, diverse posizioni. Ultimo giro, dalla settima all'undicesima posizione.

"Dai Marco, dai, aumenta!" urlava qualcuno. "La qualificazione è a un passo! Non mollare, dai tutto quello che hai!" Queste le ultime parole che sentì urlare prima che il mondo circostante si confondesse davanti al suo sguardo disorientato e stanco.

I suoi occhi sbarrati si trascinarono - quasi camminando - al traguardo. Le braccia penzoloni erano teatro di quell'instabile equilibrio. Spaesato, si accasciò a terra. Svenne. I sanitari intervennero subito, trasportandolo sull'ambulanza.

Dopo la vittoria, Francesco venne travolto al traguardo da Walter in quella baraonda. Non si accorse di nulla.

Roberto, invece, si precipitò vicino al suo ragazzo che, disteso, stava riprendendo a fatica conoscenza.

"Marco, Marco, mi senti?" ripeteva Roberto. "Cosa è successo?"

"Non lo so. Stavo correndo… poi il buio", rispose con voce flebile sfiorando con le dita il deflussore. "Non ricordo. Non ricordo altro, nulla".

"Va bene, stai tranquillo, ora. Il medico parla di un probabile calo di pressione", aggiunse Roberto con tono pacato, "finita la flebo, se te la senti, possiamo ripartire subito, almeno siamo a casa".

"Mi dispiace averti deluso", disse Marco con occhi stanchi e rassegnati.

"Ma cosa dici? Sei un eroe", rispose Roberto accennando un sorriso che celava ancora preoccupazione. "Devi essere soddisfatto, hai finito la gara nonostante tutto quello che hai passato, io sono orgoglioso di te".

Nei giorni successivi Marco continuò a sentirsi spossato, tanto da mancare da scuola per l'intera settimana. Carla cercava di stargli vicino attenta a non scavalcare il muro del perdono. Si stavano, piano piano riavvicinando, ma ci sarebbe voluto del tempo… il legame fra una madre e un figlio è qualcosa che vince il dolore se si ha la forza di amare.

Marco rallentava ogni movimento come stesse trainando un macigno, viveva in uno stato di dormiveglia. Tornarono le insopportabili emicranie e una pezza fredda sulla fronte marcava quella sensazione di oppressione. Carla decise di tornare in ospedale, quei nuovi episodi la preoccupavano. Marco raccontò al neurologo quanto successo in gara per quello che riusciva a ricordare. Era un medico giovane, senza camice, ma il fonendoscopio al collo lo rassicurava e dopo varie indagini prescrisse l'ennesima TAC di controllo. Si evidenziarono delle minime lesioni ischemiche con zone di leggera sofferenza nella parte posteriore del cervello. Nulla di preoccupante o serio riferì il dottore, era qualcosa che rientrava nel normale quadro di chi ha frequenti attacchi di emicrania.

"Hai avuto una recidiva, probabilmente legata allo stress degli allenamenti. Dovrai osservare un periodo di riposo assoluto".

"E quando potrò riprendere?" chiese ansioso Marco.

"Sicuramente dovrai stare lontano dagli allenamenti almeno un mese", rispose chiaro il dottore. "L'attività sportiva esasperata, legata al risultato, paradossalmente ha molte più controindicazioni rispetto a quella amatoriale dove l'obiettivo è il benessere. Vediamo come procedono queste settimane, poi ci rivedremo e faremo assieme il punto della situazione".

Non se lo aspettava.

Per Marco quella era la situazione peggiore, gestire la sensazione di sentirsi ingabbiato. Lui voleva liberarsi, evadere, correre, scappare. Scappare anche da quella vita.

Roberto gli telefonava spesso e, dalle sue parole, sentiva una vera forza, un'amicizia.

"Bisogna vivere in modo impegnato e col giusto entusiasmo ogni cosa", gli diceva fiducioso Roberto. "Anche una gara importante o un lungo riposo forzato".

Francesco passava a trovarlo quando poteva, era concentrato sulle nazionali ma dimostrava che, dietro la corazza da corridore di belle speranze, aveva anche un cuore. In fin dei conti erano davvero amici.

"Sei pronto per il grande evento?" chiese Marco cercando di mostrare entusiasmo.

"Sì... che emozione! Non vedo l'ora; questa sarà l'occasione che inseguo da tempo per dimostrare a tutti il mio valore".

"Ce la farai", sorrise Marco, "meriti di tagliare per primo quel traguardo!"

Fu così che Francesco, a Milano e con il pubblico delle grandi occasioni, ottenne un magnifico terzo posto alle nazionali di campestre. Davanti a lui solamente due atleti di origine marocchina, naturalizzati.

La Federazione stravedeva per quel giovane atleta pugliese e gli occhi degli addetti ai lavori, come riflettori, si accesero illuminando la figura di un nuovo campione. Marco, invece, nel suo paesello quella stessa mattina di aprile, ebbe nuovamente un attacco di emicrania. Questa volta in forma più leggera. Dopo quel giorno decise che non avrebbe voluto più soffrire nessuna forma di dolore.

Fu il colpo di grazia, resettò le pene d'amore per Martina, gli insulti di Walter, le bugie di sua madre e la fatica di allenarsi contro quel destino così testardo. Tutto quello che aveva costruito fino allora, assunse una dimensione negativa. I suoi sacrifici non erano stati mai ripagati; speranze non seguite da risultati concreti. In cima il suo misero piazzamento alle regionali mentre, nella stessa città, a pochi passi da casa sua, c'era un ragazzo che era sul podio a livello nazionale. Un abisso.

Decise, così, di sprofondare nuovamente nell'anonimato chiudendo dietro di sé ogni speranza di risalita.

Sei

Marco si disamorò in modo netto di tutto, non che avesse mai avuto molti interessi, ma con un taglio verticale, decise di issare una barriera fra lui e qualsiasi cosa potesse creargli amore o odio e portarlo a un legame. Un qualsiasi tipo di legame.

Si limitava a mantenersi a galla; all'esame finale di quinta superiore, fu l'unico a presentare una sola copia della tesina. Fino a pochi giorni prima era stato ripetuto anche dai microfoni della scuola, oltre che dai bidelli al suono della campanella, che gli argomenti erano da consegnare in triplice copia. Non gli importava. Si diplomò con sessanta, nonostante la commissione fosse alquanto seccata nel dover stare spalla a spalla per attingere informazioni da quell'unica copia di un lavoro mediocre.

Il giorno del suo diciottesimo compleanno, sparì da

casa nel primo pomeriggio, con uno zaino grande sulle spalle ma sicuramente vuoto per com'era accartocciato.

Nei giorni precedenti, il ragazzo aveva fatto in modo che sua madre si arrendesse all'idea di non organizzare una festa con i suoi amici, ma non riuscì nell'intento di far saltare anche quella farsa con i parenti. E i parenti, lo aspettavano a casa, muniti di sorrisi finti, e accompagnati da regali anonimi, pronti al taglio della torta, al soffio delle candeline e al canto della canzoncina prima di buttarsi a riempirsi gli stomaci. Quella scena gli attraversò la mente. Non poteva farcela e decise di avvertire chiamando sua madre. L'idea, inizialmente, era far parlare un suo amico. Ma si ricordò che non aveva amici.

"Mamma", disse veloce, "sono a Foggia a sbrigare delle commissioni importanti".

"Commissioni importanti?" chiese Carla stranita. "Ma cosa dici? Che cosa avrai d'importante da fare tu a Foggia a quest'ora... e poi proprio oggi?"

"Veramente ho già finito", rispose biascicando Marco. "Solo che ho perso il pullman e mi tocca aspettare quello delle venti e trenta".

"Ah, meno male che hai finito", disse sarcastica la madre. "Bravo figlio mio, finora sempre chiuso in casa e adesso, nel giorno del tuo compleanno, ti trattieni a chilometri di distanza chissà per quali urgenti faccende... complimenti davvero!"

"Dai mamma, cosa gridi davanti a tutti. Ho la batteria scarica, ci vediamo più tardi. Ciao".

Riattaccò veloce in modo che le ipotetiche parolacce si perdessero nell'etere. Carla, intanto, decise di
far iniziare il banchetto scusandosi per l'attesa. Il via
libera fece in modo che la geometria dei vassoi ricolmi,
venisse stravolta dal caotico sbattersi di mani sui piat-
tini. Del festeggiato non ci fu traccia, ma a parte Carla
quasi nessuno si accorse di nulla. Ai saluti la ringrazia-
rono per quella divertente rimpatriata, tutti pensarono
si trattasse di una cena in famiglia. Riempirono Carla
di complimenti per il buffet con l'augurio di ritrovarsi
a breve.

Marco rientrò in punta di piedi intorno alle undici
di sera.

Carla, sentita la chiave girare nella serratura di casa,
partì una volta chiusa la porta, con un agguato terrori-
stico alle sue spalle. Rumori sordi, urla e botte echeggiarono nel corridoio. Fuori allenamento Marco non
riuscì a capire, nella penombra, da dove arrivassero
tutti quei colpi. Dai lividi emersi la mattina seguente,
si accorse che erano state usate le seguenti armi: scopa
in legno, ciabatta in gomma e i tre buchi sulla schiena
dovevano essere proprio i rebbi di una forchetta.

Francesco, nel frattempo, continuava a darci dentro
con gli allenamenti. Dopo il prestigioso terzo posto

nelle campestri nazionali, si era confermato tra i migliori anche nella stagione in pista e, nel nuovo anno, fece un ulteriore salto di qualità andando addirittura a vincere il titolo italiano juniores sui 1500 metri, battendo i più geneticamente dotati marocchini. Potete immaginare l'autoproclamazione a Dio sceso in terra da parte di Walter.

Iniziò una propaganda assassina, con volantini incollati dappertutto, perfino su arbusti fioriti che soffocati dal suo ego, puntualmente appassivano. Il messaggio era sbandierare al mondo intero la sua magnificenza come preparatore atletico. A Marco, per sua fortuna, passarono inosservate le tante facce di Francesco sparse ovunque nelle strade attorno al parco. Il ragazzo era preso da altro; seduto su una panchina sfogliava un opuscolo che a scuola, in triplice copia, avevano consegnato ad alunni e genitori. Marco aveva un solo genitore, la terza copia la regalò al cestino dei rifiuti. In lontananza vide l'amico di tanti allenamenti preso in una telefonata concitata e, a occhi aperti, immaginava chissà quali discorsi per quel fenomeno richiesto da mille società di tutta Italia.

"Marco!" esclamò Francesco dopo aver chiuso la telefonata. "Non ti avevo riconosciuto con questo nuovo look, capelli lunghi e occhiali da sole".

"Voglia di cambiamento", rispose sistemandosi il ciuffo dietro l'orecchio. "Tu, che mi racconti?"

"Guarda", cominciò sorridendo, "proprio ora ero al telefono con il responsabile del settore tecnico del gruppo sportivo dell'Esercito. Ha cercato di convincermi ad accettare la sua proposta, che, anche se interessante non potrà mai avvicinarsi a quella indecente dei Carabinieri a Bologna".

"Fantastico! Sarai pagato per allenarti, un sogno che si avvera!" esclamò Marco alzandosi dalla panchina per abbracciare il suo amico. "Sono davvero contento per te!" In quella stretta, evidentemente, c'era tutta la voglia di farcela, la gioia e un po' d'invidia - quella sana - nel voler far parte di quel mondo.

"Quando inizi?"

"A ottobre mi trasferisco, è tutto pronto", replicò Francesco. "Farò il giuramento nell'Arma e poi parto per il Sestriere in ritiro invernale. Saremo tutti assieme, squadra dei velocisti, dei salti e del mezzofondo. Verrà anche Walter la prima settimana".

Marco avrebbe voluto rispondere di non portarselo dietro, quel tipo, ma, probabilmente, a San Giovanni Rotondo avrebbe giovato una settimana senza l'ego spropositato di quell'uomo.

Mentre il suo unico amico realizzava i propri sogni con una facilità disarmante, l'indecisione, la noia e il pessimismo disorientavano la mente di Marco nella scelta sull'università da frequentare. Non poteva decidere in base a una palestra con gli spalti, al tavolo da ping pong e alle porte per il calcetto come fu per le superiori; qui, ad aumentare la sua ansia, c'era la prospettiva di un lavoro che lo avrebbe incatenato tutta la vita. Con questo poco entusiasmo e spirito d'iniziativa cercò il maturo supporto materno.

"Mamma che ne pensi se facessi economia o giurisprudenza?"

"Pensi che il mondo del lavoro aspetti proprio te?" rispose passando per la terza volta lo straccio sul lavabo.

"Dai, parlo seriamente, cosa potrei scegliere come università? Ai tuoi tempi come si faceva?"

Posò lo strofinaccio e guardandolo seria negli occhi disse, "Ai miei tempi si vedeva se uno era portato per lo studio. Altrimenti andava in campagna a lavorare. Oggi tutti credono di poter diventare ingegneri o medici solo iscrivendosi all'università per poi ritirarsi dopo un paio d'anni che se la son spassata alle spalle dei genitori".

"Allora farò l'infermiere", interruppe secco il monologo di Carla, "ho visto che ad Ancona prendono 300 persone al corso e la preselezione non si paga".

Sua madre ascoltò, asciugò l'ultima goccia sul becco del rubinetto e, in stile ventriloquo, annuì.

Il mattino della prova arrivò e un vociare di ragazzi

echeggiava sullo spiazzale. La dicitura sulla porta dell'ateneo recitava: TEST D'INGRESSO INFERMIERISTICA. Banchi e sedie erano già sistemati a scacchiera nell'andito, fisicamente all'ingresso principale della Facoltà di Medicina. Qualcuno doveva aver preso troppo alla lettera quella scritta. Marco era seduto a pochi passi dall'entrata secondaria del bar e, nonostante avesse fatto da poco colazione, aveva paura che il profumo di cornetti caldi potesse distrarlo dalle domande sulla prova.

Affisso sul muro laterale c'era l'elenco dei partecipanti, lungo quindici fogli, cento ragazzi per foglio.

"Ne passa uno su tre!" recitò a mente Marco.

Il corridoio era illuminato da lastroni di vetro che permettevano alle nuvole di sbirciare sui compiti. Marco ritornò ad avvertire le stesse sensazioni che aveva nel pre-gara. Adrenalina, concentrazione e ricerca del risultato. Partita la prova non erano più ragazzi quelli seduti di fianco, ma avversari da cui guardarsi e staccare in questa gara di cervelli lunga un'ora e mezza. Ottanta domande, quattro possibilità di risposta, una sola quella giusta.

"Oddio che ansia!" disse sottovoce con la penna fra le dita.

Si era esercitato su un paio di libri appositi per la preparazione ai test, ma a differenza della corsa non sapeva se era effettivamente pronto. Si prese tutto il tempo per rispondere e rivedere le domande. Alla fine, alla scadenza dell'ultimo secondo della prova gli strapparono letteralmente i fogli dalle mani, risvegliandolo da uno stato di semi-incoscienza in cui era piombato, quasi ipnotizzato da quelle crocette. I risultati sarebbero apparsi sul sito dell'università in un paio di settimane.

Una volta a casa partì l'ossessiva ricerca di verità sulle domande le cui risposte risultavano dubbie. Dopo un paio di accertati errori, l'ossessione divenne paura di aver combinato un disastro generale e la mente preferì concentrare l'attenzione sui compaesani iscritti al test d'ingresso. Scorrendo il dito, non tanto sui nomi ma sulla colonna del comune di nascita, venne fuori che circa trenta ragazzi nati a San Giovanni Rotondo erano in gioco con Marco per l'accesso a quel corso di laurea. Ovviamente chiuso com'era nel suo mondo, nessun nome gli diede particolari stimoli sui canali della memoria, mentre Carla continuava a insistere con il suo.

"Ma come, non lo conosci? Quello è il figlio di Franca, la signora che abitava accanto a zia Paola... ah vedi", continuava assillante. "Michele, sì, come fai a non ricordarlo, è quel bambino che era all'asilo con te, capito chi? Il figlio della cassiera del supermercato".

E via così, per quasi trenta nomi.

Marco era su altre frequenze e, davvero, a volte si meravigliava di come non ricordasse assolutamente nulla di alcune persone.

Fra quei nomi di perfetti sconosciuti, però, il giorno da regolarizzare l'immatricolazione - perché ebbene sì, nonostante la paura di non farcela, Marco riusciva ancora a essere competitivo nelle sfide - riconobbe un volto familiare. Vennero fuori, da un cassetto socchiuso della memoria, una serie di emozioni da far tremare il cuore; felicità, simpatia, amore e timidezza accesero la luce negli occhi del ragazzo, che fino a poco prima era impaurito dal buio della segreteria. Era arrivato solo ad Ancona, sua madre non era riuscita a prendere un giorno a lavoro e a Marco, alla fine, non dispiaceva cominciare a mettersi alla prova nel mondo delle responsabilità.

Dopo aver consegnato tutti i documenti e aver ricevuto il libretto degli esami si fece coraggio e si avvicinò a quel viso conosciuto.

"Ciao Martina", esordì con un colpetto sulla spalla cercando di essere delicato nel tocco, "anche tu qui? Brava, hai passato la preselezione. Saremo compagni di corso allora". Si sentiva a ogni parola sempre più stupido, alla fine della frase il suo imbarazzo era totale.

"Oh ciao, che piacere ritrovarti!" disse la ragazza "Sai, scorrendo l'elenco degli iscritti ho immaginato che quel Marco fossi tu, anche perché al parco, tempo fa, ho visto il tuo nome su un paio di classifiche. Ma adesso che fai, non corri più?"

Martina era a suo agio e rilassata in quel simpatico incontro.

"Purtroppo ho dovuto lasciare, ho avuto un po' di problemi di salute, niente di grave, ma diciamo che la corsa era diventata più un'ossessione che una passione".

"Ti sembrerà strano ma ti capisco, è facile farsi trasportare nella solitudine dalla passione, io adoro i libri e quasi non mi accorgo del tempo passato in soffitta, ma ho imparato che la felicità è tale se condivisa, così come le passioni e gli interessi", rispose, e finita la frase scoppiò a ridere, "scusami, ma spesso mi trascino in pesanti massime filosofiche".

Anche sul volto di Marco affiorò un leggero sorriso. Rimase colpito da come quel suo tintinnare fosse, a distanza di tempo, così familiare e piacevole al suo udito.

"Sarà bello condividere quest'avventura, mia madre è infermiera, ma non vuole anticiparmi nulla su quello che ci aspetta. Io sento la parola *ospedale* e immagino sangue dappertutto".

"Anche per me è tutto nuovo, ho provato a sfogliare la guida dell'ateneo ma è un labirinto di paroloni che mette troppa ansia. Il fatto che ci sia un amico mi fa stare più tranquilla!"

"Martina, dai, andiamo", irruppe una voce in lontananza. "Ha chiamato tua madre e ci aspetta in macchina!"

"Arrivo!" rispose voltandosi. "Marco vuoi un passaggio? Stiamo andando a fare un giro in centro per vedere delle case".

"Grazie, ma tra un po' ho il bus che mi riporta in stazione. Ho il treno per Foggia alle 14, ci vediamo presto!"

Marco salutò con velata timidezza quel viso che gli regalava il sole, e si avviò osservando già in maniera diversa quelle nuove strade ormai sgombre dalla nebbia mattutina.

Ancona è una cittadina strana, o forse così può apparire a un ragazzo che abita fra le colline un po' sperdute del Gargano. Nata come porto industriale, scendendo dal treno e mettendo la faccia fuori dalla stazione, si avvertiva tutta quella quadratura sociale, dove la concretezza, il produrre a testa bassa, vinceva sulla voglia di allegria e spensieratezza che Marco aveva imparato ad apprezzare nei pochi posti bagnati da mare e sabbia che aveva visitato.

Aveva trovato casa abbastanza facilmente, recuperando dalla bacheca universitaria alcune lingue di carta con annunci d'affitto. Era finito a piazza Ugo Bassi, snodo centrale per gli autobus che viaggiavano verso il centro città fino alle università e ospedali della periferia.

Color marroncino e grigio, si scambiavano le pareti

della maggior parte degli edifici e, passeggiando fino al porto, era rimasto deluso dal fatto che non ci fosse un lungomare. Questa ipotetica passeggiata era sostituita da binari ferroviari e strade private, che conducevano alla zona adibita allo scarico merci o al molo d'attracco di traghetti turistici.

Quel pomeriggio di domenica, che avrebbe chiuso definitivamente la porta al Marco adolescente e aperta quella dell'universitario, si organizzò per girare un po' quel capoluogo di regione, che immaginava tagliato da vicoli storici e posti da scoprire in cui perdersi felice. Invece, la misura d'uomo si iniziava a cucire addosso salendo dal porto verso il centro. Qui gli sembrò di abbandonare il mare e salire verso una montagna dove le case alte si spalleggiavano fra loro, adombrando l'aria di salsedine e rinfrescando quella strada ciottolata, rattoppata lì chissà quanti anni prima. Sempre più strana la realtà di quella cittadina sul mare in cartina e alta all'orizzonte sotto i piedi. Era abituato a sentire la natura, la cercava e avrebbe voluto che, anche lì, un'isola verde gli si aprisse davanti per respirare a pieni polmoni. Purtroppo, pochi alberelli tristi e solitari sbucavano dai marciapiedi, uno ogni trenta passi, già poveri di foglie, chinati a terra al suo primo incontro senza il minimo entusiasmo.

Marco continuava a esplorare, inseguendo comunque quell'istinto che ti coinvolge lungo un nuovo viaggio e, finalmente, un meraviglioso orizzonte gli si aprì davanti. "Il Passetto", così recitava una scritta posta vicino a un tempio altissimo, su uno spiazzo di marmo, dove ammirare la maestosità del mare. Quella colonna gridava la sua forza sugli scogli. Una discesa in granito sorvegliata dai gabbiani si affacciava sui ciottoli di perla adagiati sulla spiaggia, e tutta la frenesia del porto si trasformò, magicamente, in versi e poesia per quell'angolo di mondo che sembrava prendere vita dalle pagine de "Il vecchio e il mare". Rimase a osservare il cielo mescolarsi con l'azzurro del mare, il sole era sempre più rosso sul tramonto, e lo sguardo di Marco salutava quel pomeriggio dal finale a sorpresa che lo aveva fatto innamorare.

Iniziarono i corsi e, per paura di non arrivare in tempo, si affrettò nell'indefinito crepuscolo verso la fermata dell'autobus. Il sole stava iniziando a stiracchiarsi nel suo letto e il buio si era un po' attenuato verso il chiaro.

Oltre alle ombre dei lampioni, un'altra figura in quello spiazzo aperto era in attesa, con le mani in tasca e i capelli mossi dal vento fresco, riconobbe Martina.

Strano il destino a quest'ora del mattino, pensò Marco divertito.

Si avvicinò assicurandosi di farsi notare senza voler sembrare un vagabondo, e con un "Buongiorno" dall'accento garganico fece sorridere quel viso che tanto andava d'accordo con i raggi del sole. La timidezza dell'alba si sciolse dietro quei palazzi alti e un tepore di luce ovattava i due ragazzi svegli alla buonora.

"Mi sa che anche andando a piedi, saremmo arrivati comunque in anticipo", disse scherzando Martina.

"Hai ragione, devo ancora abituarmi ai ritmi di questa città. Non riesco a rimanere calmo sapendo di essere legato agli orari degli autobus che tagliano a fette ogni angolo di strada".

"Ci sediamo assieme a lezione?" chiese la ragazza. "Io abito qui vicino", aggiunse con un sorriso.

"Certo, mi farebbe piacere. Anche perché, timido come sono, rischierei di sedermi in fondo, in solitaria al buio, dove forse neanche il suono della mia voce arriverebbe chiaro alle mie orecchie".

Salirono sull'autobus. Il numero 30 li avrebbe accompagnati verso quel primo viaggio universitario, un giorno storico che rimane per sempre nella memoria dei giovani studenti.

"Come prima lezione abbiamo Infermieristica 1... ovviamente", accennò Marco cercando di scherzare, ma Martina era già presa, concentrata all'ingresso dell'aula su quale banco scegliere, prima che la folla di colleghi affondasse e soffocasse quella stanza che sembrava un cinema d'altri tempi.

Le due menti erano vicine ma distanti: lei si affannava a scrivere ogni singolo pensiero che il professore esponeva; mentre lui, quaderno chiuso e gomito a sostenere il capo, fantasticava su come non rendersi ridicolo chiedendo a Martina di cenare assieme. Era abituato alla concorrenza, agli avversari, a lottare, ma sbirciando fra le sedie, una mole di ragazzi potenzialmente più affascinanti di lui lo metteva a disagio, rianimando la timidezza che forse mai lo avrebbe abbandonato.

Arrivò mezzogiorno e anche la tenacia di Martina era stata vinta e la sua penna, da una buona mezz'ora, aveva smesso di seguire su inchiostro il filo del discorso. Un borbottio da stadio chiedeva pietà in cambio di una pausa. Marco era stravolto, esausto. Alle 13 in punto si fermò la spiegazione.

Marco, sottovoce, a voler preservare quel prezioso silenzio dopo quasi cinque ore, propose di pranzare al bar con un panino. Martina lo sorprese.

"Scappiamo in centro, ho voglia di conoscere questa città. Ancona son sicura ci stupirà nei prossimi tre anni!"

E corsero sull'autobus verso il porto, respirando dal finestrino quei paesaggi nuovi, strani e già un po' familiari, colorati di libertà.

Marco era travolto da quella vitalità che permetteva al suo cuore di battere forte, come quando correva a perdifiato senza la sensazione di fatica, e sentiva che quell'energia e felicità sarebbe potuta durare per sempre. O almeno lo sperava.

"Vieni saliamo da qui", disse Marco prendendo la mano di Martina, "questa strada parallela ci porterà a dominare dall'alto tutte queste barche".

Voleva approfittare di quel pomeriggio, di quell'occasione unica per fare una buona impressione, dosare il giusto mix di istinto e ragione nelle sue azioni. Sentiva uno strano vortice stando al suo fianco e arrivati in cima, dove la vista si perdeva alta sopra i tetti a poppa e sulle barche a prua, un giramento di testa simile a una sensazione di vertigine lo avvolse.

"Marco che ti succede?" chiese Martina sorreggendolo da un braccio. "Stai bene?"

"Sì, non preoccuparti", rispose facendo un lungo sospiro. "È stato solo un capogiro".

Rincorsero ogni vicolo storico, scendendo e risalendo lungo quel labirinto di sampietrini e lastroni. Riapparvero come trasportati da un'epoca lontana al presente lì, al Passetto, su quel tempio bianco e imponente, posto come un faro a dar guida ai gabbiani e forse anche agli innamorati.

Il sole stava salutando, mentre i due ragazzi saltavano verso il mare giù dalle scale sfumate di salsedine. Il mare era calmo fra i ciottoli sparsi in ordine su quella spiaggia che accolse la loro giovinezza assetata di tramonti.

"Sembra che tutto finisca dietro quella linea", disse la ragazza guardando l'orizzonte, "uno spettacolo in due dimensioni si scambia la scena dietro quella striscia di sipario".

Marco aveva in mente una risposta composta di parole forse troppo banali di fronte a quel quadro; qualcosa gli disse che niente meglio del silenzio avrebbe accompagnato l'andare di quella poesia sullo scroscio del mare.

Tornarono a casa dopo che le prime stelle iniziarono ad apparire e una mezza luna sorrideva a quella giornata che tanto aveva ancora da raccontare. Ma, come per un buon libro, letto piano, gustando ogni pagina dal profumo della carta alle scene della storia, decisero di posarlo sul comodino e di addormentarsi beati in attesa e vogliosi di continuare quella favola tutta da scoprire.

Ottobre passò fra lezioni varie e feste universitarie, sponsorizzate da ragazzi barbuti fuoricorso, pronti a rifilarti il bigliettino riduzione per averti nel locale per cui lavoravano.

Marco era felice, divertito. Una domenica mattina, però, qualcosa cambiò: avvertì tutta la stanchezza di quei ritmi di vita pazzeschi che solo a vent'anni devi e forse puoi permetterti.

Con Martina allargarono le conoscenze partecipando, quasi obbligati vista la mole di volantini ricevuti, a tutti i party possibili e immaginabili. Oltre al calendario delle lezioni c'era quello parallelo delle feste. Si iniziava con il mercoledì universitario al Donegal, un pub irlandese in pieno centro, il venerdì festa a tema anni 80-90 al BarFly, in zona residenziale e, per finire, sabato e domenica discoteca in zona industriale, in periferia. In pratica nel percorso "ludico-ricreativo" si cercava di coinvolgere l'intera cittadina nonostante i residenti non mostrassero particolare entusiasmo a queste iniziative. Era un susseguirsi di abbracci, balli e sorrisi, dove tutti, come un'onda, si muovevano sotto il pezzo che spaccava.

Un paese dei balocchi dove ci si dimenticava dello studio e del perché i genitori chiedevano di vedere il libretto degli esami, l'importante era vivere al massimo quei momenti.

Marco era travolto da questa baraonda inaspettata, anche se sentiva di non riuscire a seguire totalmente il flusso di quel vortice impazzito. Focalizzava Martina nei suoi occhi e i suoi pensieri borbottavano quando la vedevano ballare in mezzo al gruppo con altri ragazzi. Sapeva che una di quelle sere doveva essere l'occasione per dichiararsi. Non voleva rischiare di finire nella zona "siamo solo amici" o "ti vedo come un fratello" perché se il fato avesse voluto che ci fosse una sorella nella sua vita, sicuramente gliel'avrebbe già data. Si fece coraggio e nella penombra, sotto un quadro che ritraeva la campagna irlandese e le sue distese d'orzo, in un'atmosfera tecno-gotica, si avvicinò al viso di Martina con i giusti tempi - se non fosse che spinto dalla folla - la travolse baciandone l'orecchio. Dall'imbarazzo e dal rossore avrebbe voluto evaporare come quelle bollicine nel bicchiere, ma i riccioli d'oro di Martina, sfiorati dal suo bacio maldestro, vennero tirati indietro dalle sue mani per poter ricambiare con un bacio sulle labbra. Marco rimase rigido nei primi tre secondi di contatto fra quei petali soavi; poi, non pensando al momento epico del primo bacio, si lasciò guidare da Martina in quella danza di lingue e sapori a occhi chiusi.

Quella sera cambiò tutto. Sentì, col passare dei giorni, rallentare la tensione che spesso lo bloccava alla vista di Martina, sfiorarla era naturale come respirare e l'aria profumava della sua pelle chiara. Condividevano ogni stretta di mano... se gli avessero chiesto quante fossero le dita della sua mano avrebbe risposto dieci. Purtroppo successe anche che di lì a poco fu bocciato all'esame di anatomia. Ma non importava, avrebbero vissuto di quella marmellata che li univa come fette biscottate: tutto era dolcezza.

Per le vacanze di Natale tornarono in Puglia, nel loro angolo di mondo. Martina lo raggiunse qualche giorno più tardi per via dello stesso esame che con un diciotto scopiazzato aveva fortunosamente passato. In questi lunghi giorni di triste lontananza, Marco ritrovò - in una San Giovanni Rotondo fredda e spenta se paragonata alla baraonda universitaria - il suo vecchio amico Francesco.

"Marcolino!" esordì a sorpresa. "Come stai? Ti vedo un po' ingrassato!"

Marco che aveva nascosto in chissà quale cassetto la guida dietetica assegnatagli dal medico, si sentì un po' spiazzato e colpito a tradimento da quell'ironico saluto.

"Ciao Francesco... io sarò pure ingrassato, ma tu sei in gran forma!" replicò divertito. "Hai il cappotto, ma si vedono gli addominali per quanto sei definito!"

Francesco era cambiato in quei mesi da professionista; sembrava quasi più alto.

"Parlami di tutto", chiese Marco, "allenamenti, gare. Hai conosciuto ragazze bellissime, scommetto!"

Francesco non aspettava altro che condividere il sogno che stava vivendo. Inondava di entusiasmo chi gli stava accanto.

"Guarda, davvero uno spettacolo di vita", iniziò così e partì, a sciorinare tutti i particolari sull'essere pagato per allenarsi, sul massaggiatore personale, una fisioterapista carina con cui aveva una relazione e dei grandissimi miglioramenti nei test invernali sulle varie distanze.

Marco viveva - attraverso quelle parole - e venne travolto in silenzio dal passato. Sentiva risvegliarsi e riprendere vigore quella fiamma che era rimasta soffocata dalla vampata di passione che l'amore per Martina aveva generato. Si salutarono con la promessa di frequentarsi in quei giorni natalizi.

Quella sera, Marco, cercò subito le vecchie scarpette e, cancellato ormai dalla memoria il vecchio dolore che lo aveva spaventato e frenato fino all'abbandono delle gare, riprese ad allenarsi ogni giorno, ritrovando l'entusiasmo dei ricordi su quelle ombre di sudore che i percorsi calpestati non potevano dimenticare.

Martina vedeva sempre con gli occhi dell'amore il suo Marco, ma l'indole gelosa che si affaccia quasi sempre nei primi mesi di coppia, le metteva ansia per il tempo che, in soli tre giorni di distanza da una chiacchierata con Francesco, le veniva tolto dal ritorno di fiamma per la corsa.

"Amore, oggi ho fatto un super allenamento. Non credevo di correre così forte su quel percorso collinare".

"Bravo!" esclamò Martina con un tono falsamente allegro. "Però oggi andiamo a quella festa! Già ieri siamo rientrati come pensionati alle undici perché eri stanco e dovevi allenarti stamattina..."

"Certo cucciola", rispose abbracciandola, "dammi

un bacio, oggi andiamo dove vuoi e ci divertiremo fino all'alba".

Però la vocina di Martina recitava: *Quindi se decide di riprendere a correre, avremo un calendario con i giorni in cui divertirci, degli orari stabiliti in cui rientrare e divani e sedie da consumare per via della stanchezza. Per correre dove, poi? Già andando in giro e ballando facciamo tanto di quel movimento...*

La vocina di Marco invece replicava, *Lo sport ha fatto parte e voglio che faccia parte della mia vita. Mi ha salvato dai continui mal di testa che mi torturavano; mi ha dato parecchia autostima. Se dovessi continuare la sfrenata vita universitaria, di qui a poco, son sicuro che tornerebbero gli attacchi di emicrania con quella musica a palla e i fiumi di superalcolici. Poi sempre a ballare per fare cosa? I ballerini? Non credo proprio. Invece lo sport porta benessere, è uno stile di vita, dove senti di stare al massimo e di poter controllare tutto.*

Le loro coscienze avevano già avuto la prima discussione, i loro cuori, però, battevano stretti quella sera, e in garage, dopo la festa, fecero l'amore.

Fu la prima volta per entrambi e scoprirsi nell'intimità significò toccare il cielo senza la paura di cadere. Sudati, meravigliati, felici e innamorati restarono stretti sotto le coperte in un infinito abbraccio. Vinsero la tensione, si coccolarono più di prima facendo finta di non sentire il sussurrare delle voci. L'amore portò amore.

Marco si svegliò con stampata sul viso quell'espressione soddisfatta e di autocompiacimento. Nel rialzarsi però dal letto, la mimica facciale imitò una smorfia sofferente dove ogni ossicino ricordava quanto fosse duro e freddo quel pavimento. Eppure ritornando con la mente alla notte precedente faceva ancora fatica a crederci. Vedeva far l'amore come un tabù, come qualcosa di irraggiungibile per lui timido e impacciato con le ragazze.

In quella mattina di sole decise di allacciare le scarpette e correre per provare a sciogliere quei muscoli annodati dalle contorte posizioni della notte prima e, girando intorno al parco, provò a riconoscere dietro quella sagoma di felpa e cappellino il suo mentore d'altri tempi.

"Roberto, caro amico", pronunciò lanciandosi in un abbraccio. "Come stai?"

"Il mio campioncino sta diventando un uomo!" esclamò sorpreso di rivederlo. "Cosa mi racconti di Ancona?"

"È una città strana ma a suo modo speciale", rispose sorridendo il ragazzo. "Ci sono un sacco di giovani e all'università, anche se un po' difficile, sto cercando di tenere un buon ritmo, come negli allenamenti!"

"Sono felicissimo di sentire che anche lontano da casa riesci a star bene e a integrarti... Sei un bravo ragazzo e con il tuo carattere sai farti voler bene. E quindi, ti sei tesserato per qualche società?"

"Sinceramente avevo letto del CUS che organizzava corsi di atletica, ma più che altro erano per i velocisti. Non c'è un allenatore che segue i ragazzi del mezzofondo, anzi, non hanno proprio una squadra in quella specialità. Però, ti dico la verità, più che la pista mi piacerebbe correre le gare cittadine, dove vivi la strada e la storia del paese. Il pubblico inesperto, poi, è sempre generoso di applausi, sia per il primo arrivato sia per l'ultimo al traguardo".

"In effetti, quand'ero studente, anch'io preferivo i sampietrini dei vicoli su in collina, tra gli alberi verdi a far da spettatori, che la pista crudele e solitaria, quell'anello stretto e senza pietà quando le tue gambe decidono di abbandonarti. Fra le case non sei mai solo, sembra che ognuno voglia accoglierti e vivi davvero l'epicità del semplice correre per l'emozione di esserci".

Continuarono a fantasticare e a poetizzare sulla metafora che spesso accomuna lo sport alla vita con la promessa che Roberto sarebbe tornato a seguire Marco negli allenamenti, come ai vecchi tempi.

Finirono le vacanze e i due innamorati stavano per

tornare nelle loro stanze in affitto di quella città così diversa dal luogo dov'erano cresciuti. Marco aveva in mente un pomeriggio esplorativo per capire dove fosse la pista di atletica più vicina. Ovviamente, nel suo immaginario, mai si sarebbe sognato di chiedere a Martina di accompagnarlo, perciò, cercava a memoria, nei cassetti delle scuse, una che potesse andar bene per l'occasione.

"Amore che dici", esordì con aria indifferente, "ci vediamo stasera?"

"Perché, ora che hai da fare? Non dirmi che vuoi andare a correre dopo tre ore e mezzo in piedi nel treno!"

"Ma quale corsa... devo passare al supermercato e poi fare le pulizie", disse rassegnato. "I miei coinquilini mi aspettano già armati di scopa e paletta!"

"Va bene allora, ci vediamo più tardi", rispose Martina. "Approfitto anch'io per fare un po' di acquisti nonostante mia madre abbia riempito la valigia di viveri che basteranno fino alla laurea..."

Si salutarono alla fermata centrale in piazza Ugo Bassi e, come nord e sud, ognuno seguì la sua corrente in direzione opposta.

Lo sapevo, pensò scuotendo la testa, *se le avessi detto della pista o della squadra, apriti cielo!* borbottò con la sua coscienza per quella bugia.

Si era fatto un'idea con la cartina su dove fosse il

campo di atletica. Lasciata la valigia in quella casa deserta, nessuna traccia dei coinquilini, si avviò a piedi attraversando un quartiere in salita chiamato "Il Pinocchio", per via della statua del burattino posta in cima. C'era quasi, lo sentiva, perché dietro le case si ergevano pini e cipressi, alberi classici dei centri sportivi apprezzati nei racconti di Francesco. Percorse altri trecento metri a passo svelto - perché più quel marroncino del tartan si avvicinava, più non stava nella pelle - e arrivò al cancello principale.

Era aperto, spalancava le porte a quei ragazzi che si allenavano danzando fra gli ostacoli. Sentiva i polpacci pulsare come a chiedere di saltare e correre su quell'anello elastico di quattrocento metri. Il campo comunale accoglieva la squadra del CUS universitario e quella amatoriale dell'Atletica Tre Valli.

Ho già sentito questo nome, pensò sforzandosi di ricordare, *se non sbaglio è la marca del latte e delle mozzarelle che compro al supermercato sotto casa.*

Decise che quella sarebbe stata la sua nuova squadra, anche perché non c'erano alternative. Si avvicinò alla segreteria e chiese informazioni.

"Buongiorno, vorrei sapere se è possibile iscriversi alla vostra società. Ho ripreso da poco a correre ma avevo iniziato a gareggiare già un paio d'anni fa, in Puglia, in alcune campestri", argomentò cercando di camuffare la sua cadenza poco anconetana.

"Piacere di conoscerti Marco. Sono Luca, segretario e direttore sportivo della Tre Valli", rispose presentandosi con una vigorosa stretta di mano. "Quindi facevi atletica a livello giovanile? Ascoltami, se ti tesseri con noi avrai, pagando la quota d'iscrizione e la visita medica agonistica, l'accesso al campo gratuito, divisa, tuta e borsone societari. In più abbiamo un allenatore di ottimo livello che potrebbe seguirti con delle tabelle personalizzate".

Marco, dal canto suo, aveva interesse a iscriversi, ma non voleva essere vincolato da un allenatore che non conosceva.

"Io avrei già un allenatore che mi segue, lui mi ha visto crescere e c'è un rapporto di amicizia che va al di là dell'aspetto prettamente atletico, comunque sarei sempre interessato a tesserarmi con voi e i miei obiettivi sarebbero di ben figurare, soprattutto nelle gare su strada".

"Per noi va benissimo. Ognuno è libero di organizzarsi le gare che preferisce ed essere seguito da allenatori esterni alla società. L'importante è indossare in ogni manifestazione la divisa della squadra. Sintomo di appartenenza," recitò con una mano sul petto. "Gli orari di apertura del campo sono affissi fuori. Noi di solito ci ritroviamo il mercoledì e il venerdì per delle sedute di gruppo".

"Perfetto!" rispose Marco entusiasta. "Sono sicuro

che ci divertiremo, Luca, e.... non vedo l'ora di iniziare".

"Questo è il modulo d'iscrizione con tutto il regolamento. Ti prenoto la visita medica e ti aspettiamo al campo già per questo mercoledì. Così ti presento tutti. Ci serve gente giovane che porti entusiasmo e voglia di allenarsi".

Marco aveva l'adrenalina a mille per quell'incontro vissuto parlando la stessa lingua dello sport con la consapevolezza e la responsabilità di essere tra i più giovani e di prospettiva in quella squadra. Voleva far bella figura e far parlare di sé anche fuori dalla Puglia, come in grande stile stava facendo il suo amico Francesco.

Sì, perché il talento di San Giovanni Rotondo continuava la sua escalation anche fra i professionisti. Nelle prime gare ufficiali, quelle campestri a lui tanto care, riuscì ad arrivare terzo assoluto battuto solamente da due etiopi di livello internazionale voluti dall'organizzazione per dare ancor più lustro all'evento. Mise dietro di sé atleti italiani di categoria superiore con già diverse presenze in nazionale ed esperienza da vendere in campo mondiale.

Walter, vista l'ascesa esponenziale del suo ragazzo, aveva chiesto e ottenuto sul suo posto di lavoro un incarico di segreteria, per avere più tempo possibile da dedicare alla preparazione sempre più complessa di Francesco. Gestiva ogni particolare, consapevole che più alto è il livello, più sono i dettagli a fare la differenza. Aveva sempre avuto un approccio quasi maniacale sia sulla parte tecnica sia su quella fisiologica, con attenzione particolare all'alimentazione, all'integrazione e al recupero.

Viaggiava come un treno verso il risultato, sarebbe arrivato a ogni costo alla fermata della gloria. In Federazione e sui giornali si rincorrevano con entusiasmo le notizie sui risultati dell'*enfant prodige* e già a occhi aperti si contavano con orgoglio le medaglie e i record portati al collo. Walter aveva imposto un basso profilo, per non avere distrazioni. Nelle interviste Francesco si mostrava come quegli atleti navigati che con le solite tre frasi fatte liquidano giornalista e spettatore con un'espressione algebrica dal giusto risultato, ma senza alcuna emozione: "È stata dura, onore agli avversari. Ringrazio tutti". Detto questo non gli si poteva più chiedere altro perché a occhi bassi andava via facendo perdere l'entusiasmo di qualsivoglia curiosità.

Francesco sembrava sempre più un robot programmato dal suo mister. Con la sua fama e il bell'aspetto, si sarebbe potuto regalare approcci con ragazze da copertina e, ai tempi della scuola, era il suo passatempo preferito. Walter, sapendo di possibili flirt, si affrettò a spiegargli che avere rapporti sessuali distrae la mente e scarica a livello ormonale il fisico, non permettendo di rendere al massimo in gara. Il ragazzo, nella sua totale abnegazione, troncò di netto ogni forma di contatto col gentil sesso. Ora, durante le telefonate con Marco, che aveva piacere di sentirlo soprattutto da quando aveva ripreso a correre, l'argomento era a senso unico: allenamenti, gare in programma e la maniacale attenzione al peso forma.

Ultimamente però, Francesco era ossessionato da quella malfida sensazione d'essere osservato.

"Marco, sei tu?" irruppe in piena notte al telefono con voce affannosa.

"E chi altro dovrebbe essere, mi hai chiamato al cellulare!"

"Ascolta. Sei l'unico che può capirmi e con cui posso parlare. Mi perseguitano, origliano e pedinano come spie i miei movimenti. Vogliono incastrarmi!" andava ripetendo col fiato corto.

"Cosa diavolo vai blaterando, sono le tre di notte per Dio!" rispose Marco biascicando le sillabe contro il cuscino.

"Sono nei guai! In grossi guai amico mio!"

Poche parole, dal tono fermo, con una lunga pausa in attesa che la goccia sulla fronte solcasse il viso fino al mento. Marco comprese la realtà, non era un sogno, né tantomeno il suo amico ubriaco voleva fargli uno scherzo di pessimo gusto. Si mise seduto sul letto e con la testa fra le mani si prestò serio all'ascolto.

"Mi hanno fatto due controlli a sorpresa questo

mese. Capisci?" riprese Francesco col timbro vibrante d'angoscia. "A me, talento e futuro dell'atletica italiana. Sono dei bastardi quelli dell'Agenzia Internazionale!"

"Calmati. Ma non te li fanno già a cadenza mensile i prelievi?"

"Certo che li faccio, ma quelli sono concordati con la FIDAL. Conosco in anticipo giorno e ora. Questi stronzi invece vengono di sorpresa a svegliarti in piena notte e, se non ti trovano, fanno in fretta a sospenderti, anche senza prove".

"Ho capito ma tranquillizzati, di cosa ti preoccupi? Sei abituato a essere controllato e non hai niente da nascondere", disse cercando di far ragionare l'amico visibilmente scosso.

Fu il vuoto, l'infinita attesa. Marco aspettava una risposta veloce a dar ragione, rapida come lo sfogo di quel malessere gettato fuori in piena oscurità, ma il silenzio di Francesco lo tratteneva in apnea. I minuti sul cellulare passarono scandendo la chiamata ancora aperta, si bloccarono i pensieri e nessuno sapeva o voleva più parlare. Solo un pianto liberatorio, di quelli che lavano la pelle, ruppe l'oblio verso il buio omertoso in cui Francesco stava sprofondando. Poi cadde la linea e fu silenzio incompreso fra i due amici.

Francesco spense ogni cosa in quella stanza maledetta, era solo con le pareti basse a costringerlo sulla sedia. Sentiva i suoi fantasmi avvicinarsi, la coscienza si contorceva dalla paura. Ogni battito di ciglia appesantiva le sue spalle, lo stomaco friggeva ansia nei succhi gastrici e un senso di vomito lo prese all'improvviso. Non venne fuori nulla da quella bocca storpiata dalla disperazione.

Marco rimase in attesa, cercò al mattino di rintracciare l'amico per chiarire il senso di quella chiamata nottambula, ma il telefono riprese a vibrare solo nel tardo pomeriggio.

"Ti ricordi di avere una ragazza vero?" gridò Martina con tono da battaglia.

"Amore mi devi scusare, ho sentito Francesco, non era tranquillo ma non volevo trascurarti. Ti avrei chiamato fra qualche minuto", rispose provando a calmarla.

"Usciamo a fare una passeggiata?"

"Volevo andare a correre", replicò Marco con coraggio.

"Lo sapevo, che palle tu e questa corsa! Perché non studi piuttosto che sei indietro con gli esami?"

Iniziò un breve interludio, lo studio al momento era lontanissimo dalle priorità di Marco e Martina rischiava di scivolare via se non avesse interposto una piccola bugia a stirare quella brutta piega.

"Forse hai ragione, dovrei studiare", rispose recitando con tono dimesso, "dai, mi metto subito a lavoro e appena finisco ti raggiungo".

Marco chiuse il telefono sorridendo malizioso.

Aveva già focalizzato il percorso, infilò le scarpette e si buttò giù in strada stando attento a correre il più lontano possibile da casa di Martina. Al rientro, sudato fradicio per l'umidità che Ancona spesso regalava, si era accorto di esser stato via troppo tempo e già sentiva la voce della sua ragazza inveire contro la sagoma stanca del suo corpo pronto a ogni forma di tortura. In fretta si vestì con le prime cose trovate sul letto, trascinandosi per strada si accorse dei messaggi e delle chiamate non risposte. Suonò timido il citofono, quasi spaventato, si aspettava di essere fulminato per il ritardo accumulato, ma il portone si aprì senza risposta e molti dubbi salirono con Marco lungo il corrimano.

"Finalmente sei arrivato", sospirò Martina con un mestolo di legno pronto nella mano. "Dove cavolo sei finito, anzi lo so bene... eri a correre!"

I toni erano caldi, la cucina accesa. Sulle mensole i barattoli, animati dal fuoco dei fornelli, fomentavano la rissa. L'assenza delle coinquiline non aiutava di certo a placare gli animi.

"Dai amore, cerca di capirmi, lo sai che lo sport mi fa star bene. Ho preso un impegno con la squadra e non voglio deluderli".

"Non vuoi deluderli", ribatté inacidita. "E a me non

pensi! Sappi che non resterò ad aspettarti qui per sempre o a farti da badante...".

Immoto Marco prese a pensare, non era quello il modo per farsi voler bene. Stava allontanando l'unica persona che sapeva ravvivare le sue emozioni, e non doveva permettere al suo egoismo di rovinare tutto.

"Scusami Martina, sono stato uno stupido. Non dovevo mentirti".

Bastarono quelle parole pronunciate con occhi sinceri a riaccendere come scintille le candele di quel sottofondo musicale che l'amore sa accordare. Lasciarono che l'arrosto bruciasse, che il calore del vino affondasse nel ghiaccio in attesa della cena, che i vestiti sbattessero contro i vetri fissati su quel legno disegnato dal tempo. Esauriti i pretesti per tenersi lontano da quel campo magnetico, liberarono la passione che germogliava sui loro corpi nudi, colorandosi sdraiati sul divano di un'unica sfumatura. Fu solo istinto e incoscienza, la bellezza di esser giovani rifletteva negli specchi, vivevano al massimo quell'emozione senza bisogno di protezioni, la ragione scappò via di fronte alla felicità, era ormai lontana da ogni sentimento razionale.

Tutto ciò che di meraviglioso i sensi affinano, rimarrà indelebile nella memoria.

I ragazzi trascorsero in armonia quei due mesi, poi un ritardo scombinò per sempre le loro vite.

"Cosa diavolo mi succede, perché questo ciclo non vuole arrivare?" urlò furiosa.

Strani pensieri si affacciarono nella sua mente sempre più confusa. Tenne Marco all'oscuro di tutto, facendo per un po' finta di nulla. A ogni passeggiata le luminarie delle farmacie la invitavano a entrare, ma aveva paura, e quella paura la bloccava.

Un pomeriggio, dopo essere stata bocciata per la seconda volta all'esame di patologia, si convinse che tutto stava andando talmente storto che nient'altro si sarebbe potuto aggiungere alla lista. Vinse le sue paure.

"Vorrei un test di gravidanza", chiese Martina sottovoce.

"Scusi non ho capito?" rispose con tono deciso il farmacista.

"Mi servirebbe un test di gravidanza!" ripeté stizzita facendo voltare due vecchiette che si mostrarono scandalizzate.

Corse a casa, era sola, quel bagno dalla porta socchiusa sembrava una stanza d'ospedale e mai avrebbe immaginato che la tavoletta del water potesse incuterle tanta soggezione. Strattonò le tendine, lesse le istruzioni almeno cinque volte, poi iniziò a piangere seduta con quella specie di termometro fra le mani. Stava inondando le sue guance pallide, i colori scuri delle due linee verticali erano ben visibili nel riflesso dello specchio. Martina aveva nel grembo il germoglio di una nuova vita. Le ore fissavano quel momento, lei con gli occhi gonfi respirava il tempo cercando di non pensare a nulla. Dei rintocchi la risvegliarono da quel torpore, echeggiarono sull'intonaco punteggiato dall'umidità, le finestre vibrarono e il peso del mondo era pronto per crollarle addosso.

"Martina ci sei! Apri la porta!"

Serrando tra le mani il coraggio, lentamente sistemò quei pantaloni stropicciati, si avvicinò alla maniglia sapendo che dall'altra parte c'era la sua metà condivisa fra amore, incoscienza, rabbia e passione.

"Cosa ti è successo piccola, stai piangendo?" chiese Marco sorpreso nel vederla così indifesa.

Se la ritrovò fra le braccia, si strinsero così forte da ritrovarsi le costole incastonate come pezzi d'un puzzle, i polmoni si gonfiarono all'unisono e le spalle divennero i cuscini su cui lasciarsi andare.

"Aspetto un bambino", sussurrò la ragazza con la voce spezzata.

Gli aprì la mano poggiandogli sul palmo il test di gravidanza, avevano timore a guardarsi negli occhi, erano come in un fumetto senza parole, c'erano solo nuvole a raccontare i pensieri che avrebbero colorato di nuovo ogni pagina futura.

"Ho paura, tanta paura! Non sono pronta e non lo

saranno neanche i nostri genitori…"

Marco rimase fermo, nascondeva i brividi dietro la pesante armatura che già sentiva addosso, il peso delle responsabilità fecero smarrire il suo sguardo verso orizzonti lontanissimi dalla loro giovane incoscienza.

"Mi ami davvero?" chiese Martina fissando il suo sguardo.

"Certo che ti amo! Ti ho amato appena ho incontrato il tuo viso quel pomeriggio al parco, ti ho amato in quelle sere in cui non siamo riusciti a uscire assieme, ho amato con sofferenza il tuo ricordo quando ormai eri assente dalle mie giornate. Ho amato rivederti quel mattino d'autunno al test d'ingresso, ti ho amato nelle sere dove mi lasciavo andare per stare dietro al tuo volteggiare, ti ho amato quando ti ho detto che ti amo e mi hai risposto che ero simpatico e forse potevamo provare. Ho amato la prima volta che abbiamo fatto l'amore, ti amavo stamattina quando ti aspettavo a lezione e ti amo ora che aspettiamo un bambino, e sappi che ti amerò per sempre perché sei la mia vita e sarò sempre al tuo fianco".

Si erano messi in un bel pasticcio, Marco doveva mostrarsi forte e non sapeva come fare, voleva esser grande, maturo, ma non trovava a portata di mano un libretto d'istruzioni. Le uniche regole che riusciva a seguire erano quelle scritte da Roberto sul quaderno dei suoi allenamenti.

Non sapeva perché stava uscendo in strada, la mente aveva isolato ogni preoccupazione e chiedeva solo di allacciare quelle scarpette e scappare via. Corse a perdifiato per molti chilometri. La fatica, l'impegno e la soddisfazione di vincere la resistenza dell'aria poteva rendere tutto possibile. Alla fine, sudato, stanco, appoggiato ai mattoni di un muretto, si sentiva bene, quasi uomo.

Tornò, camminando verso casa, senza i tristi pensieri a fargli compagnia ma con l'ottimismo di volerli affrontare. Dopo la doccia, squillò il telefono e bastò una lite con Martina ad ammazzare le endorfine riportando i valori ormonali sul pessimismo cronico. Decise di chiamare Roberto, doveva sfogarsi, parlare con qualcuno che potesse capirlo e consigliarlo. Stavano temporeggiando nel comunicare ai rispettivi genitori che sarebbero diventati nonni, perché sapevano che le reazioni non sarebbero state troppo gentili e comprensive.

"Mister come stai? Devo parlarti di una cosa importante", disse Marco con tono serio e quasi remissivo.

L'allenatore è come un padre o un fratello maggiore, legge e comprende la tua anima, condivide la fatica e i sacrifici, sa elogiarti, motivarti e mantenerti con i piedi per terra dopo una vittoria, sa correggere gli sbagli e gli azzardi, programma e vede il futuro, sa dove vuoi arrivare e dove arriverai. Marco sperava potesse avere con sé la chiave d'uscita da quella situazione.

"Che succede ragazzo, ti sei infortunato?"

"No, la corsa va bene, solo che... Martina aspetta un bambino", rivelò gelido come una pugnalata a sorpresa.

Serrò il telefono tra le mani, lo tenne ben vicino all'orecchio per provare a comprendere la soluzione che avrebbe risolto di colpo ogni problema.

"Cavolo che notizia! Non mi aspettavo di sentirti per una cosa del genere... davvero. Tua madre come l'ha presa?"

Marco rimase taciturno e deluso, Roberto non aveva la bacchetta magica, non aveva risposte, ma domande, proprio come lui.

"Non sono riuscito ancora a dirglielo e neanche Martina ne ha il coraggio, teme che i suoi genitori non capiscano".

"Ascoltami bene, conosco Carla da sempre e mai si sentirebbe di abbandonare suo figlio per qualsiasi motivo, figuriamoci per qualcosa di così importante e bello!"

"Mi manca la forza Roberto; se solo potessi tornare indietro..." rispose allontanando il telefono per dar modo al sospiro di sfogare lo sconforto.

"Marco, sei un bravo ragazzo, e queste sono cose

che possono accadere. Ora dovete essere uniti e vivere questa situazione con maturità. Avete una grossa responsabilità, affrontatela con entusiasmo, da giovani genitori, attenti e sempre vicini al vostro bambino".

Posò il telefono, chiuse la chiamata e si senti avvolto da una certa tranquillità che gli permise di ragionare, più lucido, con spiragli di ottimismo. Questa volta non poteva scappare, doveva affrontare la paura ed essere forte anche per Martina. Andò in stazione a comprare due biglietti. L'indomani, avrebbero raccontato tutto ai loro genitori.

Il viaggio fu di quelli tempestati dalla pioggia, il silenzio dei due giovani veniva coperto ogni tanto dal passeggiare irrequieto di viaggiatori stanchi e pensierosi. Arrivarono con la solita mezz'ora di ritardo, giusto in tempo per perdere la coincidenza con l'autobus che li avrebbe portati da Foggia a San Giovanni Rotondo. Aspettarono infreddoliti sotto dei portici desolati l'ultima corsa di quel giorno interminabile.

"Marco cosa ci fai qui? Sei tutto bagnato!" esclamò sorpresa sua madre nel vederlo a casa. "Fatti un bagno caldo, io corro a prepararti qualcosa di buono!"

"No mamma, lascia stare, mi asciugo e mi metto a letto", rispose mollando la valigia inzuppata davanti alla porta della sua stanza.

Il mattino seguente Martina decise che era meglio

iniziare da Carla con la verità, vedere la sua reazione, comprendere come opporsi agli scenari che si sarebbero prospettati con i suoi genitori, che conoscendoli, avrebbero avuto un atteggiamento ben poco tollerante.

Nel primo pomeriggio, seduti attorno al tavolo e persi nei loro sguardi carichi di preoccupazione, entrambi i ragazzi fissarono l'orologio in attesa che tra un ticchettio e un altro squillasse quel maledetto citofono. L'ansia li stava uccidendo. Sovrappensiero vennero scossi dal campanello, un susseguirsi di movimenti nevrotici prese vita in quella cucina illuminata dal riflesso di una lampada a muro. Contarono i minuti, ascoltarono i tocchi delle scarpe sulle scale, poi finalmente, quella porta carica di verità si schiuse.

"Che giornataccia!" sospirò stremata Carla poggiando la borsa sulla mensola all'entrata.

"Mamma c'è qui Martina", si affrettò Marco ad avvisarla prima che gli facesse fare qualche brutta figura.

Carla la abbracciò e sorrise nonostante la stanchezza, voleva bene a quella ragazza dal viso pulito.

Fuori era quasi buio, il vento e la pioggia si sfidavano tamburreggiando contro le persiane, ai vetri erano aggrappate piccole gocce in attesa di quella confessione.

"Cara, perdonami se è tutto in disordine ma mi è mancato il tempo, in ospedale ultimamente non si capisce più nulla".

"Non si preoccupi", rispose la ragazza cercando con gli occhi il suo Marco "ascolti, siamo qui per parlarle di una cosa importante..."

"Mamma… Martina è incinta, aspettiamo un bambino!"

Carla rimase pietrificata da quella notizia, cercò a tentoni una sedia con la mano, si sedette e restò silenziosa per alcuni attimi infiniti.

"Ragazzi, che avete combinato!" disse scuotendo la testa senza fermarsi. "Cara, da quanto tempo sei in attesa?" domandò guardando negli occhi Martina.

"Due mesi", sussurrò con un filo di voce spezzata dall'emozione.

Le sillabe in quel giorno, come note su di un pentagramma gravitavano, incollate fra gli spazi, un quattro quarti adagio lentissimo si trascinava su quelle pagine plastificate che faticavano a bruciare. Mancava ossigeno alla fiamma dei pensieri e le parole restavano legate ai loro nodi stretti in gola.

"Bisogna dirlo anche ai tuoi genitori, e comunque io vi sarò vicina", concluse Carla accarezzandole la schiena.

Marco ebbe un sospiro, di liberazione, lasciò uscire tutta la tensione che aveva accumulato in tanti giorni di paura. Non erano soli.

"Direi che è andata abbastanza bene con mia

madre, speriamo i tuoi siano altrettanto comprensivi", sussurrò a Martina mentre si stringevano per mano.

Non lo furono, suo padre scatenò un putiferio, volarono paroloni di accusa e rimproveri verso l'incoscienza di quei figli troppo giovani per essere una famiglia. Marco contrastò col silenzio ogni insulto che quell'impeto di rabbia stava vomitando. Si mostrò forte e coraggioso.

Passata la tempesta, dopo un paio di giorni le due famiglie si riunirono, a casa di Carla; fecero il punto della situazione, prenotarono una visita ginecologica ed elencarono una lunghissima serie di raccomandazioni per quei ragazzi pronti a partire per il viaggio da futuri genitori.

Sette

Martina avrebbe portato in grembo il bagaglio di questa avventura e, con sé, un lungo papiro di regole e divieti:

- Non fumare;

- Non bere alcolici;

- Mangiare sano;

- Assumere multivitaminici;

- Fare movimento.

"Sembra la tabella di Marco per i suoi stupidi allenamenti", disse leggendo quell'elenco.

Sbatté sul tavolo quell'opuscolo panciuto e andò via.

In copertina c'era stampata l'immagine di una donna, una mamma che, con l'ombelico fra le mani, accarezzava beata e sognante la sua dolce creatura. Martina era l'esatto contrario di quella donna: isterica e trasandata già dopo pochi mesi, con l'umore sulle montagne russe che con i suoi sbalzi sembrava prenderla a calci. Tutto questo era spesso accentuato dal fatto che Marco appariva, dopo i buoni propositi iniziali, distante e superficiale, perso ancora per la sua corsa e impegnato nelle prime gare dove, sfortunatamente per lei, aveva ben figurato.

A marzo, infatti, fece il suo esordio in una dieci chilometri in strada, a Sirolo, un paese a pochi chilometri da Ancona. Si correva fra le strade antiche, salendo fin sulla piazza principale per poi scendere costeggiando il mare dov'era posto il traguardo. Marco percepiva il benessere di avere una buona condizione e, quello che lo spingeva sempre più verso quella passione, era il fatto di sentirsi libero e leggero non appena indossava la canotta e allacciava le scarpette da corsa.

La sua squadra, quella mattina, gli aveva dato appuntamento alle sette vicino le poste, proprio vicino casa, di fronte alla fermata degli autobus in piazza Ugo Bassi.

La sera prima era quasi felice delle nausee di Martina per poter starsene a gambe in scarico a guardare un film e arrivare, così, riposato sulla linea di partenza. Ormai era ospite fisso a casa di lei e le coinquiline borbottanti si erano rassegnate alla sua insipida e fastidiosa presenza. Lo odiavano, era vero, perché a volte Marco dava quella sensazione. Non ci fu mai un pensiero che andasse oltre il semplice "buongiorno" o "buonasera". Sapeva che intrattenendo una discussione con loro questa sarebbe finita in "visto che sei sempre qui a pranzo e a cena e usi il bagno, perché non contribuisci all'affitto e alle pulizie", quindi saggiamente, sapendo quando potesse dar fastidio alle donne che qualcuno usi il loro bagno, si manteneva distante o quantomeno era discreto nell'usarlo.

Arrivò il mattino fiducioso, il rito serale pre-gara era stato rispettato, la sveglia puntuale alle sei era la molla per la sua sacra colazione. Un rito alimentare quanto scaramantico. Quattro biscotti con marmellata - tassativamente all'albicocca - niente latte, per via delle sue proprietà lassative e molto, molto molto caffè. Discesa poi furtiva per le scale tenendosi alla ringhiera, col borsone in spalla, senza far rumore in quel condominio di anziani pensionati.

"Marco buongiorno!" disse il presidente della società. "Allora, come stai? Ti senti pronto?"

Il suo nome era Antonello, un "uomo-grissino", alto e magrissimo e sempre gentile.

"Salute a voi", rispose porgendo la mano al gruppo di amici che oltre ad Antonello erano presenti. "Non vedo l'ora di gareggiare. Anzi, dovete spiegarmi un po' il percorso".

Il viaggio in quel pulmino si districò nell'immaginaria visione di curve e saliscendi sul tracciato di gara, dove attenzione particolare andava prestata alla parte centrale lastricata di scivolosi sampietrini.

Fu proprio lì che Marco decise di aumentare il passo sentendosi forte. Provò a fare la differenza e fece una progressione che lo portò, a sorpresa di tutti, sul podio al traguardo.

"Grandissimo!" fu l'urlo, accompagnato dall'applauso degli amici durante la premiazione. Gli avversari, dai gradini più alti, lo scrutavano con stranita curiosità. Non lo conoscevano, era "un pugliese che gareggiava nelle Marche". Si sarebbero comunque presto ritrovati in altre competizioni.

Tornò a casa di Martina, a mani piene, ma fuori tempo massimo per il pranzo.

"Amore guarda cosa ho vinto", disse sorridendo, "mezzo prosciutto, una forma di formaggio e due bottiglie di vino. Sono arrivato terzo assoluto!"

Martina preferì tacere e lasciare che il linguaggio del corpo parlasse per lei. Non posava i piatti sul tavolo, li sbatteva forte in modo che il rumore echeggiasse come un martello nell'incudine del suo orecchio. Stessa cosa per pentole e posate.

"Ti rendi conto che stiamo per avere un bambino?" strillò esausta. "Non mi hai telefonato stamattina, mai, per te potrei essere morta, a letto con un altro o fuggita all'estero, sarebbe uguale, in ogni caso non ti importerebbe nulla!"

"Cosa dici, amore, non pensi di esagerare parlando così?" rispose provando ad avvicinarsi per cercare un contatto fisico. "Ti ho mandato un sms. Non avevo campo fra quelle montagne e poi non volevo disturbarti pensando che stessi riposando".

"Fosse per te dovrei sempre riposare, stare male e chiusa in casa! Così tu puoi correre sereno, tornare tra queste quattro mura, rilassarti e rimanerci fino a farci la muffa, caro mio!"

"Dai, vieni qui Martina", riprovò paziente Marco, "giuro che ti dedicherò molto più tempo e questo pomeriggio sarà tutto per noi. Usciamo a prendere un gelato al Passetto e poi, stasera, andiamo al cinema e facciamo una lunga passeggiata fra i lampioni del porto. Eh, che dici? Ti piace l'idea?" Martina si aprì in un sorriso.

Che sforzo capire le donne, però! pensò sussurrando mentre arrotolava con la forchetta quegli ottimi spaghetti con il pomodoro.

"Cosa hai detto, scusa?" chiese Martina alzando di colpo lo sguardo.

"Io… ah, nulla…solo che è davvero squisita questa pasta, sei una cuoca bravissima e bellissima", rispose con un bacio.

Doveva smetterla di pensare ad alta voce!

Marco continuava a sgusciare come un acrobata fra

gli equilibri sempre più instabili del suo rapporto di coppia, e intanto, aumentava quella dannata voglia di gareggiare e farsi notare. Fino a giugno aveva collezionato in sette partecipazioni tre secondi posti, un terzo posto e ben tre vittorie in manifestazioni prestigiose e storiche come la Corri Porto Recanati, la StraMacerata e la Mezza Maratona del Conero col record della manifestazione in 1 ora e 10 minuti.

Il suo entusiasmo, come quello della sua squadra, era alle stelle; stava vivendo delle sensazioni incredibili, si sentiva al centro del mondo con tutte quelle attenzioni. Mai nessuno aveva raggiunto tali risultati in quella società. La sua. Tutti erano fieri di quel ragazzo arrivato dalla Puglia e lui si sentiva gratificato e a suo agio in quel ruolo che nel suo Gargano, forse per via del talento di Francesco o del caratteraccio di Walter, non era mai riuscito a provare.

L'atteggiamento di Martina, invece, era inversamente proporzionale alle vittorie su strada: tanto più Marco raggiungeva traguardi sportivi, tanto più la rabbia della ragazza cresceva e, con essa, anche la sua pancia. Ormai, era all'ottavo mese. Mancavano una manciata di giorni, poco più di quattro settimane al parto e la giovane donna non sapeva più distinguere l'ansia dalla gioia, lo stress dall'emozione.

Non c'era da biasimarla, certo, se spesso si lanciava contro Marco perché, oltre a essere cambiata nelle forme e nelle preoccupazioni, Martina continuava a studiare, andando avanti con l'università.

"Era questo il mio obiettivo qui ad Ancona, non sfornare figli", si ripeteva dura quando metteva la testa sui libri. Il tirocinio le era stato posticipato per via della maternità, ma gli esami necessitavano comunque di impegno e studio. Alla fine era un marasma, ma per fortuna stava recuperando, e da poco, con un po' di sorpresa, era riuscita a prendere un ventotto in quel mattone di Farmacologia.

Marco, dal suo canto, sentiva la coscienza smuoversi riguardo a quei libri che lo fissavano continuamente dalla scrivania impolverata, ma bastava correre e stancarsi a perdifiato per abbassare i livelli di rimorso a soglie tollerabili.

"Allora campione, cosa mi racconti?" si pronunciò Antonello avvicinandosi durante una calda mattina d'estate. "Sei sempre qui al campo ultimamente, anche quando non ti alleni. Ma l'università come procede?"

Marco si accorse di essere come perseguitato dalle persone a lui vicine nell'attenzione verso responsabilità che non sapeva o non voleva prendersi.

"Presidente! In verità l'università non va molto bene", confessò a testa bassa "anzi, non va per niente bene!"

"Come mai? Non vorrei che la corsa assorbisse tutte le tue energie... ricorda che è un divertimento e null'altro. Non te ne darà pane questo sport!"

"Lo so, purtroppo, ne sono consapevole", rispose Marco sinceramente preoccupato. "Però la corsa è ciò che mi dà la forza di andare avanti. Non ti nascondo che sto vivendo un periodo particolare. Tra un mesetto sarò padre, e sia io sia la mia ragazza siamo studenti e nel nostro futuro vedo difficile crescere questo bambino senza un lavoro. Le nostre famiglie ci sono vicine ma mi pesa tantissimo gravare sulle loro spalle".

A quelle parole Antonello rimase immobile, con gli occhi severi stava pensando a chissà a cosa fissando la pista di atletica. Forse un tuffo nel passato, a mille situazioni che quelle rughe avevano affrontato, forse non credeva alla sua storia, forse rivedeva in Marco suo figlio, forse aveva cambiato opinione sul conto del giovane campione o forse era solamente stanco di ascoltare problemi e lamentele.

"Ritroviamoci qui domani pomeriggio verso le sei", disse sicuro, quasi sentenziando, l'uomo. In quel momento il custode spense le luci sulle gradinate e mandò tutti a casa. Scese il silenzio e scese la sera.

Marco non fece altre domande e l'indomani si presentò puntuale su quei gradoni in cemento armato, dove si tifava, gioiva o disperava per una sconfitta o una vittoria. Antonello stava arrivando, l'aveva intravisto al cancello, aveva con sé dei fogli.

"Ragazzo, ascoltami bene: ho parlato con il nostro

sponsor Tre Valli e ci sarebbe la possibilità di lavorare presso il loro caseificio di Jesi, cosa ne pensi?"

"Ma dici davvero?" chiese incredulo Marco. "Se così fosse ne sarei felicissimo, non saprei come ringraziarti perché questa società fa davvero tanto per me, mi avete accolto come un figlio e ora, mi proponete questa possibilità... è meraviglioso!"

Ora ne aveva la certezza, con un po' di fortuna, attraverso lo sport, al contrario di quanto pensava Martina, era riuscito a farsi delle amicizie che, vuoi il destino, vuoi la sua testardaggine nel coltivare controcorrente quella passione, stava regalando un futuro più sereno a quella famiglia un po' sgangherata.

Aveva firmato il contratto di assunzione, abbracciò con tutta la sua forza Antonello e corse a perdifiato verso casa per dare quella sorprendente notizia alla sua metà, sempre così scettica e critica nei confronti dei suoi amici.

"Amore, indovina cosa devo dirti?"

"Hai passato finalmente un esame?" rispose sarcastica Martina. "In verità non ci sarebbe da esaltarsi o festeggiare per averne fatto solo uno su dieci in un anno".

"Macché esami, ora non dovrò più preoccuparmi dello studio, avremo una nostra autonomia economica perché grazie al presidente della mia società", quasi gridò dall'entusiasmo, "ho ricevuto dall'azienda che ci sponsorizza la possibilità di lavorare per loro. Non è magnifico?"

"Dici davvero?" rispose incredula. "Non mi stai prendendo in giro?"

"Fidati di me, per una volta, è sicuro, poi Antonello è una persona affidabile e onesta... cosa credi?"

Prese servizio la settimana seguente. Non stava nella pelle, avrebbe viaggiato assieme a un collega anconetano, visto che gli autobus cittadini non permettevano di coprire quei quaranta chilometri in meno di due ore. Bastarono due settimane di affiancamento per dargli l'autonomia e la manualità nel confezionare mozzarelle, yogurt, latte e formaggi, che già si sentiva un veterano del lavoro. Aveva quell'abilità nella ripetizione del gesto che se si dedicava ogni giorno a una data attività gli bastava poco per eccellere, un po' come era avvenuto nella corsa.

Forse solo amare e stare vicino alla sua Martina, in alcuni giorni, gli risultava un po' meno naturale. Però cercava sempre di rimediare, rincorreva con affanno quella tranquillità di coppia e, nonostante apparisse spesso irritante e fuori tempo, si stava allenando per essere un bravo compagno e un buon padre.

"Indovina la sorpresa, amore?" Lei come sempre lo guardò dubbiosa. "Dopo questo primo mese di lavoro, prenderemo in affitto un appartamento qui vicino a poco prezzo, un trilocale dove potremmo stare soli e in assoluta tranquillità. Sarà bellissimo vedrai".

Martina dapprima si arrabbiò perché Marco aveva la cattiva abitudine di prendere decisioni che andavano condivise, però in effetti, il posto scelto da Marco non era niente male.

Andarono ad abitare in via Ascoli Piceno, vicino a quella piazza Ugo Bassi tanto ampia per gli autobus e altrettanto piena di ricordi. Ad aiutarli nel trasloco arrivarono i genitori di lei che, nonostante il tempo trascorso dalla confessione sulla maternità, non riuscivano ancora a vedere di buon occhio quel ragazzo esile, silenzioso e dallo sguardo indefinito.

Martina era sempre più in ansia per il parto ormai imminente, Marco - quasi incurante - continuava a cavalcare il suo splendido stato di forma. Tornava dal lavoro e in poco più di un'ora era già fresco e pronto per correre in pista e allenarsi. Certo, quando rientrava all'imbrunire aveva la premura di star vicino alla sua compagna, non mancando di accarezzare e sbaciucchiare quel pancione ma poco dopo crollava sul divano. Martina se lo ritrovava addormentato, così restava sola a seguire quei film in televisione dai finali nostalgici.

"Ti odio!" gridò una sera svegliandolo di soprassalto poco prima della mezzanotte.

Marco era sdraiato sulla poltrona.

"Non è possibile che torni da lavoro e scappi a correre, poi la sguattera ti fa trovare la cena pronta e tu te ne vai a dormire! Che cavolo di vita è questa? Rispondi! Sei un egoista, pensi solo a te stesso, mentre io ho dentro di me un bambino e mille problemi!" disse sconsolata scoppiando a piangere.

Non ne posso più di queste sfuriate, queste lacrime poi, pensò Marco, *ogni volta che non le va bene qualcosa le tira fuori. Come diavolo fa? Io non piango da una vita, forse solo con una martellata sui piedi potrei riuscirci...*

"Rispondi qualcosa, no? Cosa fai con quella faccia inebetita? Mi prendi in giro?" Martina era su tutte le furie. "Cosa credi, che sono un burattino? Io me ne torno a casa dai miei uno di questi giorni. Almeno son sicura che se dovessi partorire ci sarà qualcuno disposto a portarmi in ospedale!"

Si sentì sbattere la porta e dal soffitto caddero pezzi d'intonaco come se fossero coriandoli.

Si era chiusa a chiave in camera.

Marco era stanco morto, voleva andare a letto e non riusciva a trovare le forze per scusarsi. Stava pensando di fregarsene e restare sul divano fino al giorno dopo. Poi ragionò, chiamò in causa la coscienza e capì che, forse, era meglio assecondarla e rimediare a quell'ennesimo sfogo.

"Amore scusami", disse con tono sommesso scrollando la testa, "hai ragione... Come sempre. Solo che la corsa mi permette di farmi apprezzare dalla squadra e, grazie ai risultati, anche al caseificio sono agevolato. È il nostro sponsor. Pensa, mi hanno messo a lavorare al macchinario meno faticoso per non stancarmi!"

"E meno male!" gridò scaraventando qualcosa verso il pavimento. "Comunque non mi interessa, sono i soliti discorsi. Sei sempre lo stesso, con il tuo egoismo e le tue bugie. Perché non provi a essere una persona normale, perché non riesci a essere sincero e amare? Perché?" replicò singhiozzando.

Certo, per voi dobbiamo essere sempre presenti, comprensivi, dolci, disposti a capire, fare romantiche sorprese e a noi, chi ci pensa? pensò Marco sbuffando.

Marco voleva fare pace e aveva ancora un asso nella manica. Fece passare sotto la porta una lettera rossa con un cuore in rilievo. Martina dapprima rimase immobile e silenziosa, poi a bassa voce iniziò a leggere quello che doveva essere un pensiero per un'occasione speciale, e quella lo era diventata.

Di lì a poco si aprì la porta, sul suo viso il trucco leggero era sfumato dalle lacrime.

"Quale sarebbe la sorpresa?" chiese con un'espressione curiosa.

"Adesso te la prendo, mammina capricciosa", rispose Marco sorridendo e chiedendosi come potesse in pochi attimi passare da reazioni disperate e scompigliate, a sorrisi dolci, occhi da cerbiatto e tanta tenerezza.

Martina ancora diffidente aprì lentamente quel pacchetto arricchito da un bel fiocco. Il suo viso si illuminò, apparve un anello in oro bianco con una pietra arcobaleno al centro, le sue labbra riacquistarono rossore e gli stamparono un bacio con un'enfasi che il ragazzo a memoria faticava a ricordare.

"Amore, è l'anello più bello che abbia mai visto. Ti amo tanto anche se mi fai arrabbiare tutti i giorni!"

Arrivò l'estate, accompagnata da un temporale che un po' ci si aspetta dopo interminabili giornate di sole, che scivola via torrenziale fra la quotidianità fatta di mare e abbronzature. Martina decise di tenersi a debita distanza dalle spiagge, la vista e il contatto con la sabbia la infastidivano e, il dover restare immobile sotto il sole avrebbe aumentato a dismisura la sua irritabilità. Passava le giornate in casa, al fresco deumidificato del condizionatore. Quel pomeriggio, nonostante la pioggia, Marco era uscito a correre e lei era sola quando, seduta sul pavimento avvertì come la sensazione di umido fra le gambe: si erano rotte le acque.

Guardò il calendario, aveva contato i giorni e le settimane: erano già quaranta. Ansia e paura la assalirono. Da un momento all'altro quella creatura sarebbe scappata fuori da quel pancione. Decise ripassando la respirazione del parto di chiamare in fretta la sua ginecologa.

"Sempre occupato questo maledetto numero!" urlò lanciando il cellulare sul divano.

Aveva previsto di scendere a San Giovanni Rotondo quel fine settimana per poter partorire in tutta tranquillità. I calcoli permettevano un certo margine, secondo la dottoressa, e Martina sarebbe riuscita anche a recuperare l'esame di Infermieristica, ma non aveva fatto i conti con la sfortuna che sembrava accanirsi su quella coppia.

Marco, vista la pioggia incessante che aveva inondato le sue scarpe, i tuoni e le venature dei lampi sopra la sua testa, decise di girarsi indietro e tornare verso casa.

"Amore, cosa ci fai a gambe all'aria sul divano?"

"Sto per partorire, stupido! Mi accompagni in ospedale o vuoi che ti prepari la cena?" rispose sprezzante.

Ma Marco non aveva ancora una macchina e aveva preso la patente da pochissimo tempo.

"Chiamo un taxi", disse concitato, "resisti e respira profondamente".

Aspettando l'autista si sedette accanto a Martina, le teneva la mano e ansimava con lei grondando sudore dalla tensione.

Erano iniziate le contrazioni, a ogni spasmo corrispondeva un urlo. Avevano visto assieme qualche video sul parto ma non rendevano l'idea, oggi quelle grida erano terrificanti. Il tassista dovette attaccarsi al campanello del citofono per farsi sentire.

"Su amore, resisti, la macchina è giù, in un attimo vedrai saremo in ospedale", disse tenendola dai gomiti.

Scese le scale sorretta da Marco e così, faticosamente, si avviarono verso l'ospedale. Alla guida c'era un indiano, il taxi color zafferano come in quelle commedie americane e sullo sfondo la piovosa Ancona newyorkese. Alla vista di quel pancione, del pallore e degli scatti di dolore di Martina, le orbite bianche del tassista s'illuminarono di terrore.

"Scusate signori, molta pioggia e molto traffico oggi, io andare piano", sembrò farfugliare con il volante attaccato al petto e la fronte spiacciata sul vetro spazzolato dai tergicristalli.

"Cosa cazzo piano! Io non voglio partorire in mezzo alla strada in uno squallido taxi. Ci siamo capiti?" urlò Martina istericamente.

Marco continuava a tremare silenzioso, era sudicio d'ansia e sudore. L'indiano capì l'antifona, tolse i semafori dalla sua vista e decise di scorrere veloce passando per la statale fregandosene di almeno tre rossi. Sembrava l'apocalisse, ma una luce di speranza si accese quando - a tutta velocità - si catapultarono sgommando nel parcheggio del pronto soccorso. Marco corse fuori ad avvisare delle doglie di Martina e, come se non aspettassero altro, il personale era già pronto con una barella per il trasporto.

Infermieri con zoccoli in gara corsero nel reparto di ginecologia, breve visita del medico e via in sala parto. Le porte per Marco si chiusero, e come squalificato si accomodò in sala d'attesa.

Era agitatissimo, quasi non si riconosceva. Il cuore tambureggiava in gola; si sentiva prigioniero, quella stanza d'ospedale era una gabbia senza aria.

"Mi avevano garantito che avrei potuto assistere al parto", asserì con una certa prepotenza a un medico appena uscito. "La mia fidanzata è dentro, voglio sapere cosa succede!" continuò Marco con una certa insistenza.

"Stia calmo", rispose seccamente il medico, "la sua fidanzata è in osservazione. Stanno eseguendo tutti gli esami di routine prima di farla entrare. Non si preoccupi, andrà tutto bene".

Erano trascorsi già quindici minuti, sentiva distintamente i ticchettii della lancetta, si era seduto e rialzato almeno sessanta volte in un minuto. Stava impazzendo e sperava non ci fossero telecamere, altrimenti avrebbero presto ricoverato anche lui.

Finalmente gli venne concesso di entrare.

Martina era accovacciata nella sua vestaglia rosa e

le contrazioni erano sempre più frequenti, così come le sue urla. C'era, in quella stanza luminosa una strana atmosfera, calma e pacata, profumata di pace, un ambiente che cozzava tremendamente con le ansie e le paure che accompagnavano quella giovane coppia. Una suora si affacciò sulla porta, raccomandando a Martina di continuare con i lunghi respiri e a Marco di starle vicino, tenerle la mano e massaggiarle la schiena. Poi, restarono soli per una buona mezz'ora. Martina sempre più agitata continuava a spingere e ansimare, scuotendosi nel letto e cambiando spesso posizione a seconda dei dolori.

"Ti prego, Marco, cerca qualcuno, non ce la faccio più", fu il grido di supplica.

Il ragazzo si affacciò di slancio nel corridoio; voltandosi a destra vide solo sedie vuote, ribaltò il suo sguardo e facendo due passi, intravide la suora avvicinarsi con una dottoressa.

"Cosa ci fa qui fuori?" si sentì rimproverare da lontano. "Stia vicino alla sua donna le ho detto!"

Corse dentro.

"Amore, resisti, sta arrivando il medico!"

Non riusciva a resistere. Era stufa, esausta.

"Buongiorno, sono l'anestesista", si presentò educatamente cercando di stringerle la mano.

Martina usò quel briciolo di energia che le rimaneva per abbozzare un saluto, poi si lasciò andare a un ultimo pensiero prima di sentirsi mancare, "La prego, faccia qualcosa, non resisto più…"

"Signora stia sveglia, non è il momento di svenire. Ci siamo qui noi adesso!" rispose con tono deciso il medico.

Marco non sapeva cosa fare, come comportarsi, era tutto surreale, un limbo fuori dalla realtà, una dimensione parallela. Gli sembrava, quasi, di galleggiare in assenza di gravità. Ciò che lo teneva ancorato a quel letto senza tramortire era lo sguardo di Martina e quell'orologio a parete che avanzava, incurante dei lamenti del tempo. Era passata già quasi un'ora dalla fase espulsiva e, in fondo al tunnel, era ancora tutto buio, nessuna luce, nessuna testolina stava spuntando.

Le contrazioni duravano meno, quella creatura si stava muovendo verso l'uscita ma poi, all'improvviso, decise di fermarsi lì, in un punto non specificato, a chiedersi se valeva davvero la pena lasciare quel posto caldo e protetto. Martina voleva contorcersi dai dolori, ma doveva evitare bruschi movimenti. Avrebbe voluto urlare squarciando i vetri delle finestre, ma doveva limitarsi a respirare profondamente, era intrappolata in quell'attimo dove la spinta non bastava a far proseguire il cammino del bambino.

"Sto impazzendo!" implorò con gli occhi sbarrati. "Aiutatemi vi prego, qualsiasi cosa pur di rilassarmi un attimo".

"Guardi, per l'epidurale è ormai tardi, se vuole le faccio una spinale..."

"Faccia quello che crede, ma faccia, faccia qualcosa, per la miseria", furono le sue ultime affermazioni, per poi lasciarsi andare a quel flusso magico che non appena tolto l'ago travolse il suo corpo finalmente libero di rilassarsi.

Ora, continuare a spingere risultava difficile e anche le contrazioni erano in un certo modo inibite da quei farmaci. Decisero di proseguire con l'ossitocina per risvegliare nella piccola creatura la curiosità verso il mondo esterno. Quando la testa di quel bambino sentì l'aria, iniziò a respirare, si mise a piangere per la felicità, o forse per il freddo ancora stretto al cordone ombelicale. Martina poteva gioire, era il giorno più bello della sua vita.

"Vuole tagliarlo lei?" chiese la dottoressa rivolgendosi a Marco.

"Non credo di riuscirci, faccia pure", rispose imbambolato.

Quei novelli giovani genitori, avevano tra le mani il frutto del loro amore. Avevano deciso di non sapere il sesso del bambino in anticipo. Martina in una delle tante notti insonni, aveva letto su una rivista un articolo che garantiva come l'attesa, il desiderio e la sorpresa nel conoscere se il proprio figlio fosse maschio o femmina, avrebbe rinvigorito la fiamma del rapporto di coppia.

In un certo senso fu così. Diverse sere le passarono assieme a sfogliare elenchi di nomi con i loro più storici, religiosi e simpatici significati. Alla fine decisero che quell'evento dovesse essere la pietra miliare, la roccia portante su cui scavare le fondamenta di quella nuova vita e il significato di quel pensiero condiviso era racchiuso nel nome di Piero. Si attaccò subito al seno della mamma, già sicuro di sé con quegli occhietti piccoli e scuri, con le minuscole mani a stringere il mignolo di Martina. Marco era invaso da una felicità e da un orgoglio nuovo, un insolito impeto muoveva i suoi gesti. Quel momento lo aveva reso, nella sua semplicità, una persona diversa, quasi irriconoscibile. Osservava i piedini del bambino, la sua testolina, quelle piccole gambe aggrappate alla madre. Guardò e sentì di essere padre. Una lacrima silenziosa scese fino al cuore, ricordandogli che da lassù qualcuno poteva rivivere attraverso il nome di suo figlio.

Erano una famiglia, il tempo stava lasciando la stanza, quel trio abbracciato gioiva sereno, ogni affanno sembrava essere volato via. Osservavano Piero ciucciare a occhi chiusi. Toccavano il suo corpo leggero, caldo e indifeso. Nulla avrebbe rotto quell'atmosfera ricercata e voluta con tanta fatica. Ma, un susseguirsi di passi, un accavallarsi di tacchi e un vociare sempre più forte, stava avvicinando la camera.

Anche il piccolo sembrò destarsi per ascoltare i suoi primi rumori.

"Amore della nonna", l'urlo che squarciò la stanza, "vieni qui che ti sbaciucchio tutto!"

Come maschere di carnevale erano apparsi con impermeabili colorati e strani cappelli i loro genitori, carichi di buste e pronti a fare festa.

"Allora sei un maschietto bello bello?" continuò prendendolo in braccio. "Sentiamo, come l'avete chiamato?" chiese euforica Carla dopo aver ispezionato il bambino tra le sue mani.

"Mamma non sballottarlo, mettilo giù che lo fai piangere", si intromise Marco alquanto preoccupato della fragilità di quella creatura.

"Piero, il suo nome è Piero. L'abbiamo scelto assieme con tuo figlio, spero ti piaccia", rispose Martina riavvicinando il piccolo al suo corpo.

Carla rimase senza parole. Aveva preparato un pigiamino rosa e uno celeste, tanto per non sbagliare, e ora quel nome ritornava dal passato con il ricordo di suo marito. Piero riviveva attraverso l'espressione di suo nipote, avrebbe potuto riassaporare il gusto dei suoi baci e le carezze delle sue mani.

I genitori di Martina osservavano da un angolo quella nuova prospettiva, accennando timidi sorrisi, ma non ancora ben orientati. Fra loro sembravano comunicare con uno strano linguaggio del corpo.

"Papà, mamma avvicinatevi", sussurrò la ragazza, "vostro nipote vuole conoscervi".

Si accorsero, prendendolo in braccio, che quel piccolo con gli occhi scuri e quella tenue bellezza somigliava alla loro bambina, e capirono quanto anche di loro c'era in quel miracolo.

"Vieni qui, Marco", disse fermo il babbo prima di abbracciarlo forte.

Tutti e quattro rimasero stupiti da quel gesto un po' strano, quasi innaturale, partì poi un battito di mani divertito in quella stanza dalle pareti bianche levigate adatte al lieto evento.

"Adesso tutti fuori che il piccolo e la mamma devono riposare", sentenziò la suora senza troppi convenevoli. Aveva ragione, era stata una lunga giornata, di quelle che non si sarebbero mai dimenticati.

Passarono due giorni prima che Martina e Piero lasciassero l'ospedale. Ritornarono nella loro Puglia, la terra che aveva visto crescere quei fanciulli ora giovani genitori.

Carla aveva riorganizzato gli spazi della casa, avrebbe ceduto alla nuova coppia la camera matrimoniale e lei si sarebbe accomodata nella cameretta di Marco. Il piccolo Piero aveva già pronta la sua culla di legno con mille pupazzi a fargli compagnia.

"Ragazzo, ho dovuto dare una bella pulizia alla tua

stanza, voglio vedere come ti comporti ora che sei genitore”.

“Mamma, guarda che non sono più un bambino”, rispose Marco con una certa maturità.

“Ha ragione tua madre invece”, si intromise Martina. “Adesso devi essere più responsabile e attento, non dovrai usare la roba sporca come segnaposto, o lasciare che la polvere diventi neve sugli scaffali, ma aiutarmi a tenere tutto in ordine e pulito. È importante anche per il bambino. E non ridere, stiamo parlando seriamente”.

Marco sorrideva ironico. Adesso doveva combattere con due donne in casa. Diede una scrollata di testa, prese in braccio il piccolo Piero e gli sussurrò: “Mi raccomando, cresci in fretta che devi darmi una mano con queste due!”

A Piero doveva piacere molto il profumo del padre, faceva delle smorfie simpatiche al suono della sua voce e adorava dormire cullato con la testolina sulle sue spalle.

Marco aveva chiesto e ottenuto il congedo di paternità che, sommato alle ferie accumulate, gli dava diritto a circa un mese lontano da lavoro e dagli intensi ritmi dell’Ancona cittadina.

Chiamò subito Roberto e si videro al parco quello stesso pomeriggio.

“Mister... da quanto tempo”, disse il ragazzo fiero

e davvero felice di riabbracciare il suo storico punto di riferimento. "È un piacere rivederti!"

"Caro Marco, ho saputo della bella notizia. Ti ho lasciato che eri una lepre correndo nei boschi e ti ritrovo leone con tanto di cuccioli. Quanto ti tratterrai qui?"

"Resterò una trentina di giorni. Sarò libero di allenarmi ancora meglio", rispose con tono frenetico ed entusiasta all'idea che si parlasse di lui da vincente. "Vorrei ragionare proprio su questo e delle gare che potrei fare qui in zona. Voglio fare bella figura e prendermi delle rivincite".

Marco sapeva di essere in condizione di primeggiare anche in quella regione che, da piccolo, quando forse era troppo acerbo per dimostrare il suo valore, lo aveva bistrattato e rigettato nell'anonimato.

"Ti preparo un bel programma ad hoc, campione. Proveremo a fare i bigiornalieri", rispose Roberto con lo stesso fervore. "Sappi dovrai impegnarti il doppio, ma ti faranno migliorare tantissimo, vedrai".

Anche per lui poteva essere l'occasione per dimostrare agli amanti della corsa e habitué del parco che contava qualcosa. Ormai la realtà di paese era al cospetto di Walter, e dopo l'esplosione a livello nazionale di Francesco, chiunque a confronto era nulla.

Quel nuovo programma era qualcosa che molti atleti non avrebbero potuto sopportare, una mole di lavoro disumana. Si trattava di correre circa 150 chilometri a settimana. Una media spaventosa di 600 chilometri al mese. Quella tabella avrebbe stremato chiunque, ma non Marco. Era drogato di corsa e più gli allenamenti erano duri più si esaltava. Sapeva che Martina gli avrebbe aggiunto un carico non indifferente di lamentele e rotture di scatole solo per il fatto di andare a correre, così decise di organizzare la giornata nel modo più funzionale possibile alle esigenze sue e della famiglia.

Sveglia ore sei, corsetta di un'ora, poi doccia e colazione.

Da lì in poi sarebbe stato a disposizione di Carla e Martina che amavano distribuirgli tutta una serie di compiti e commissioni per il paese. Il ragazzo rincasava esausto all'ora di pranzo, stremato e carico di buste della spesa. Seduto finalmente a tavola, divorava ogni cosa gli si presentasse nel piatto e, a pancia piena, con quel tanto di forze che gli rimanevano, giocava con il piccolo Piero sempre più innamorato di suo padre. Sprofondava, poi, in un coma apparente per quasi due ore, dove aveva l'obbligo di metabolizzare quella mole di cibo e recuperare tutte le energie in vista del secondo e più stressante allenamento giornaliero. Infatti, era quasi sempre a metà pomeriggio che si sviluppava la seduta più impegnativa. Marco voleva assolutamente spingersi oltre ogni limite. Tornava a casa trascinandosi sull'asfalto ruvido, non aveva più un briciolo di energie e, salire le scale, gli sembrava come scalare un grattacielo o qualcosa di simile.

Ogni giorno c'era sempre un continuo via vai di gente che voleva salutare il bambino e fermarsi a parlare, curiosando su quella coppia così giovane. Marco cercava di essere socievole, di intrattenere gli ospiti, ma più di una volta finiva per addormentarsi in pieno discorso su quella poltrona che sembrava massaggiare e assecondare come Morfeo la natura più profonda del suo sonno.

"Ti rendi conto", sbottò Martina, "stiamo facendo delle figuracce con le persone che vengono a farci visita!"

"Ma, amore, questa gente arriva dopo le nove di sera, cosa pretendono? Le persone normali vanno a dormire a quell'ora..."

"Nel medioevo forse, quando si usavano le candele. Piero ha solo un mese, ed è molto più sveglio di te! Questa corsa ti sta rimbecillendo... Sembri un cadavere, non ti reggi in piedi per la miseria!"

Martina finalmente si era liberata di quel rospo che portava dentro da troppi giorni. La presenza in casa di Carla non le permetteva di essere troppo schietta nel mandarlo a quel paese, ma quella sera era il momento di sputar fuori tutto il malcontento. Marco, dal canto suo, aveva una gara a breve e la sua preoccupazione più grande era quale piano architettare per sgattaiolare via senza che venisse giù il soffitto. Decise di essere sincero perché nessuna buona scusa gli si presentò nei suoi pensieri. Mille imprecazioni risuonarono alla notizia, ma alla fine, con la promessa di tornare all'ora di pranzo riuscì ad avere via libera. Non capiva bene a quanti figli dovesse badare Martina, ma di sicuro quello più dispettoso era Marco.

L'atleta stava iniziando a far pratica con la nuova macchina, il suocero gli aveva trovato a buon prezzo una Ford Fiesta usata e quel mattino, in direzione Bari, era lui alla guida con al suo fianco Roberto. Il viaggio filò via tranquillo, la strada quasi tutta dritta in autostrada e giunti in città, sul lungomare, il parcheggio in retromarcia lo lasciò fare per sicurezza al suo allenatore.

Era una mezza maratona: 21.095 metri. La sua seconda gara oltre i dieci chilometri.

I bigiornalieri gli stava regalando uno stato di forma da far invidia a un professionista.

Anche la fisionomia di Marco stava mutando, manteneva il suo colorito biancastro, ma le sue gambe e i suoi polpacci erano praticamente un tutt'uno con le ossa. Leggero come una piuma, danzava su quel percorso pianeggiante e, al giro di boa, era nel trio di testa a una velocità vicino ai venti chilometri orari.

"Sei una moto Marco, continua così! Resta in scia,

coperto. Tra cinque chilometri è finita. Dai tutto quello che hai!" fu questa la raccomandazione di Roberto che, per formulare la frase, aveva dovuto correre pochi metri di fianco a quei ragazzi, prima che il battito del suo cuore non gli imponesse di fermarsi.

Marco, alla fine chiuse terzo, con il magnifico tempo di 1 ora e 7 minuti netti. I primi due se l'erano giocata allo sprint chiudendo sul traguardo con 1 ora 6 minuti e pochi secondi. Erano keniani, a detta di tutti geneticamente impossibili da battere, nati per correre.

"Grandissimo!" esplose eccitato Roberto abbracciandolo. "Sei il vincitore morale, sappilo. In così poco tempo a ridosso dei campioni".

Era una gara a livello nazionale e, quando appaiono i colori africani fra la moltitudine di sfumature italiche, il motivo è semplice: ci sono soldi come montepremi. La coppia keniota si portò a casa mille euro. Marco stringeva forte a sé quella busta che ne conteneva trecento.

"Fossero tutte così ricche le gare farei solo questo! Martina dovrà solo ringraziarmi!" rispose soddisfatto contando quelle banconote, le prime guadagnate facendo quello che più lo appassionava: correre.

La sfortuna, purtroppo, si accanì di lì a poco, quando la macchina, forse fin troppo usata per essere un'occasione, si fermò per un problema al motore. La sorte avversa volle che prima di trovare un meccanico

disposto a intervenire di domenica, dovettero attendere le quattro del pomeriggio dopo aver avvertito una
furibonda Martina. Alla fine con cento euro in meno
e delle candele nuove ritornarono a casa poco prima
di cena, fuori tempo massimo. Martina lo sentì rientrare ma rimase in silenzio. Quello che avrebbe voluto
dirgli lo aveva già esposto in maniera fin troppo educata alla madre. Aveva messo a letto Piero e non aveva
preparato la cena. Marco sfinito provò a spiegare le
sue ragioni.

"Scusate il ritardo, ma questa volta davvero non ho
colpe. La macchina ci ha abbandonato per strada, a ripararla c'è voluto un casino di tempo, ed eccoci qua
rientrati di notte…"

Martina e Carla lo ignorarono continuando a guardare la televisione.

"Ho vinto trecento euro, anche se in realtà ora sono
duecento, arrivando terzo assoluto".

Nessuna risposta, anzi, alzarono il volume, schierate a coppia chiedendogli di sparire dalla loro vista.

Marco capì che per quella sera era meglio non insistere e, fatta una doccia veloce, senza appetito, si
mise a letto cercando almeno di riposare.

"La notte porta consiglio", si dice, quella notte
portò in Martina, nonostante la rabbia, strane fantasie.
Sfiorò quasi per caso il petto di Marco, ma non era un
caso, anzi era un chiaro segnale che poteva accendersi

la fiamma della passione. Gli uomini hanno un sesto senso per queste vibrazioni e, anche se in quell'ultimo anno i momenti per fare l'amore si erano ridotti a poche note su un vasto pentagramma, amava e desiderava quella donna. Il tocco di Marco salì a solleticare fra le dita quei timidi capezzoli. Martina si girò sul fianco e stando al gioco diede le spalle alle sue mani, già pronte a circumnavigare quelle curve così morbide. La passione si era accesa e la luna cinerea sbirciava dalle persiane.

Il risveglio del mattino fu piacevole e dolce con tanto di colazione a letto per la giovane mamma.

"Vedi che sei tanto caro quando ti ci metti?" sussurrò Martina beata tra i cuscini e rilassata in viso.

"Le sorprese non finiscono qui, amore mio. Indovina un po'? A pranzo ho prenotato al Trabucco di Vieste. Questa giornata sarà tutta per noi, ho organizzato ogni cosa, mia madre non lavora e può tenerci Piero".

In effetti in quella assolata giornata di fine settembre la vista dalla palafitta era magnifica. Si tenevano per mano seduti sui quei tralicci levigati dall'uomo e dalle onde, le reti da pesca a fare da tendine sull'infinito orizzonte, con sottofondo il mare. Fra gli scogli il canto dei gabbiani rendeva suggestivo tutto il panorama.

"Amore, come sono serena e felice oggi", disse

Martina, era da tanto che non dedicavamo del tempo a noi due. Spesso ci perdiamo nel vortice di mille preoccupazioni quotidiane, quando invece dovremmo solo rallentare e vivere con gioia i piccoli momenti, condividendo ogni cosa", sussurrò calpestando la sabbia su quel lungomare già scolpito da impronte sconosciute.

"Guardami, prima che arrivasse Piero eravamo due ali di un desiderio comune, forse troppo giovani per capire l'importanza del sentimento profondo che ci attrae e restavamo come parentesi della stessa espressione un po' distanti. La sua nascita ci ha uniti, per sempre, e maturerà in noi la consapevolezza di essere una vera famiglia e come tale voglio chiederti qui, in questo paradiso, di sposarmi e diventare mia moglie", recitò in ginocchio con voce tremante dall'emozione, quella poesia che aveva scritto e immaginato di leggere in quel giorno speciale.

Martina non riusciva a credere ai suoi sensi, viveva un sogno, seduta sulla sabbia guardando negli occhi quel ragazzo esile ma così forte nei suoi lineamenti scavati fra muscoli e ossa.

"Certo che voglio sposarti. Ti amo, sei il padre di mio figlio e voi siete tutta la mia vita!"

Sembravano attori sul set, mentre giravano il finale romantico di un film d'altri tempi.

Marco pensava, dopo aver interpretato a memoria

la sua parte, di aver fatto il grosso, il difficile, ma non aveva idea di cosa lo aspettasse. In un paio di settimane si sarebbe accorto di quanta fatica, pazienza e denaro possa costare organizzare un matrimonio.

Otto

Il matrimonio è una giostra; ti rapisce e ti diverte, ma il succedere dei giorni la farà girare sempre più veloce, vorticosamente, e vorresti solo scendere. Hai la nausea e, quando metti il piede a terra, capogiri.

Ruoti attorno al mondo, verso un nuovo mondo.

Martina era presa da questo turbinio: stava diventando insopportabile con il suo mix iperattivo d'inventiva e ansia. Aveva in mente mille cose da fare, tra lista degli invitati, chiesa per la funzione, fotografo, location dell'evento e, soprattutto, il vestito da scegliere. Ne aveva visti una miriade, era attenta e quasi maniacale nella cura del particolare. Per la sposa quel giorno doveva essere speciale e perfetto in tutto. Immaginava che, mentre accoglieva Marco nella sua vita in modo ufficiale e pronunciava quel fatidico sì, i suoi occhi vispi avrebbero tenuto sotto controllo ogni cosa, la chiesa e i suoi movimenti. Non si sarebbe mai rilassata, non si sarebbe lasciata trascinare dalla festa. Quelle gambe nascoste dalla gonna bianca avrebbero scalpitato incontro all'obiettivo del fotografo, intente a rincorrere la giusta inquadratura; avrebbero seguito i camerieri per le indicazioni sulle portate; avrebbero danzato a tempo di musica per gli invitati; sarebbero andate incontro ai parenti e ai loro commenti; si sarebbero avvicinate a quelle di suo marito, sicuramente ancora tese per l'emozione. Marco, invece, non sarebbe riuscito a starle dietro. Sarebbe rimasto fermo. Fermo ma felice.

Intanto, però, le loro gambe, ora, viaggiavano continuamente tra le Marche e la Puglia: quel matrimonio era ancora tutto da organizzare.

"Amore, tra poche settimane è Natale… ti prego", disse supplichevole Marco, "non scendiamo a San Giovanni Rotondo anche questo venerdì".

"Senti, non discutiamo sempre. Già sto facendo i salti mortali per rendere tutto perfetto", asserì la ragazza, "prepara la valigia che sabato ho l'appuntamento dal fioraio".

Senza diritto di replica ormai. Bisognava annuire a ogni sua scelta.

Era in trappola, e dopo il matrimonio, avrebbero buttato via la chiave. Ma non poteva esprimersi o ribellarsi se voleva continuare a correre. Ebbene sì,

l'unico vantaggio di questa paradossale situazione era
il fatto che a lei erano stati concessi pieni poteri deci-
sionali e a lui era stata data la libertà di allenarsi senza
troppe seccature. Consultarono pagine e pagine di ca-
taloghi per i fiori, immaginando di coprire, così, ogni
angolo di chiesa, ogni tavolo, ogni sentiero, ogni scalinata, ogni testimone e ogni spazio fra gli invitati. Per
finire c'era il bouquet, il gigantesco e variopinto bouquet.

"Certo, ho fatto un preventivo di massima, ragazzi.
Avete scelto i fiori migliori, fuori stagione; le bellissime
orchidee accostate alle rose olandesi renderanno il matrimonio una vera favola", ripeteva entusiasta Emma
nell'*atelier* mostrando le foto di addobbi regali.

"Guardate, queste eleganti composizioni andranno
ad arricchire il vostro giorno; poi completerò tutto con
riso e petali fuori dalla chiesa, bouquet per il lancio,
addobbo della scalinata e ghirlande a casa degli sposi.
Allora, dicevamo... sì, sì, verrà più o meno duemila
euro. Vi ho già applicato lo sconto, eh, poi vediamo di
togliere qualcos'altro. Ma poco!"

Più o meno duemila euro. A queste parole Marco
strattonò Martina per parlarle in privato.

"Non vorrei sembrare polemico ma questa *flower
designer* o come cavolo si chiama, mi sembra un po'
cara... non trovi? Per quattro tulipani ha chiesto due-

mila euro. Duemila euro, capisci? Poi alla fine cosa ne facciamo di tutti questi fiori?"

"Ma come cosa ne facciamo? Facciamo l'addobbo, cosa dovremmo farci? Non capisci… non capisci e io, povera illusa, che penso sempre che tu possa capire. Cosa devi capire? Sei il solito materialista!" disse irretita la ragazza. "Allora non serve neanche comprare il vestito, no? Tanto non lo metteremo più!"

"Esatto. È quello che sto cercando di dire. Potremmo affittarlo e risparmiamo sia sul vestito sia sui fiori", rispose con coraggio Marco pensando di essere sintonizzato sulla stessa frequenza.

"Ho capito… non ho più nulla da dire", pronunciò Martina con gli occhi sgranati e la voce rotta, "ho ancora una tuta di quando ero incinta, metterò quella. Disdici pure il ristorante e avvisa tua madre, quel giorno faremo una spaghettata a casa sua…"

Salutò Emma, si scusò e uscì dal negozio. Si chiuse in macchina sbattendo la portiera e accese la radio a tutto volume. Non erano sulle stesse frequenze, ma almeno le urla di quella canzone cacciavano via le parole di lui.

Marco in serata, sovrastato dal rimorso che i silenzi di Martina amplificavano, si trovò ad ammettere con Piero tra le braccia, gli sforzi che la sua compagna stava facendo per organizzare al meglio quel gran giorno. Deciso a farsi perdonare, il mattino seguente si recò in negozio per scusarsi, confermando gli ordini sugli addobbi scelti dalla sua futura moglie.

Il viaggio verso il matrimonio, dopo una breve sosta era pronto a ripartire.

Arrivarono a luglio stremati sembravano agli ultimi metri di una maratona. C'era un caldo infernale a San Giovanni Rotondo in quella chiesa in pieno centro cittadino. Quella chiesa li aveva visti crescere, era il luogo d'incontro di tantissimi ragazzi.

Quella stessa notte Piero era stato poco bene contribuendo a un'insonnia generale che invecchiava gli sposi di vent'anni.

Martina ritrovò slancio quando, appena prima dell'alba, sentì suonare il campanello.

"Marco... vai a rispondere, questa deve essere la parrucchiera. Dai, dai, alzati, basta dormire!"

Marco, aveva appena ripreso sonno dopo aver cambiato pannolini tutta la notte.

Sul piazzale della chiesa, lo sposo solitario, cercava con lo sguardo qualche viso familiare con cui fare conversazione per allentare la tensione. Gli invitati sarebbero stati circa un centinaio. Lui, a parte Francesco, Roberto e alcuni amici di classe, non aveva altri invitati. Walter, nonostante tutto, era stato reso partecipe ma, per motivi di lavoro, non sarebbe stato presente. Marco non ci rimase male, anzi, era contento di non averlo tra i piedi e sentirlo sparlare.

Erano le nove e, oltre i fiori, non si vedeva ancora nessuno.

"Ecco lo sposo!" si sentì chiamare alle sue spalle. "Mario, vieni qua, fatti salutare".

Erano i nonni ultraottantenni di Martina che, nonostante le ripetute visite a casa, continuavano ancora a sbagliare il suo nome. Oramai non ci faceva più caso e non provava neppure a correggerli.

Quell'oretta d'attesa passò fra pizzicotti sulle guance e racconti di guerra rievocati mille volte, se fosse stata una gara non sarebbe partito, si sentiva già sfinito.

In chiesa, con l'arrivo della sposa, si alzò un vociare a far da sottofondo. Martina aveva un velo a coprirle il viso, non una parola, non un cenno nel cammino verso il sacerdote. Marco sorrise al suo arrivo ma aveva la strana sensazione di esser fuori luogo. Avevano completato a singhiozzo il corso pre-matrimoniale e alcune lacune vennero fuori durante la liturgia. Infatti Marco, dovette leggere alcuni passi perché l'emozione aveva appannato la sua memoria. La sposa ogni tanto si lasciava andare a lunghi e rumorosi sospiri. Non ci furono passerelle di pompose damigelle, gli anelli erano già pronti sull'inginocchiatoio. Al momento del bacio la tensione si alleggerì e marito e moglie, mano nella mano, vennero accolti sul piazzale col classico bagno di riso e un paio di colombe, che sembrarono non interessate a volare via ma a beccare i semini sparsi sulla giacca dello sposo.

Il ristorante era fuori città, a una decina di chilometri da San Giovanni Rotondo; un vecchio maneggio diventato agriturismo.

Gli invitati all'arrivo degli sposi erano già a loro agio, masticando e brindando nel buffet all'aperto fra i cavalli curiosi affacciati sulle staccionate. Anche Piero sembra divertito nel suo passeggino con i nonni. La sua mamma, forse, gli sembrava una fata con quel vestito bianco; suo padre, invece, appariva come un robot ingessato di nero e telecomandato nei suoi movimenti.

Un animato applauso salutò il loro arrivo; Martina felice sorrise, ma sembrava camminare un po' claudicante su quella terra resa morbida dalla pioggia della notte precedente.

Il banchetto ebbe inizio e le attenzioni, dagli sposi, passarono ai piatti. La voce di un cantante di provincia accompagnava il suono delle forchette; passando per i tavoli una strana orchestra di risate dettava i tempi sui brindisi alla coppia. A metà serata dalla sala, con i commensali esausti e pieni come mongolfiere, si sentì muovere uno sprazzo di energia: un lungo applauso accolse Francesco, alto e bello nella sua divisa da carabiniere.

Mancava da un po' dal suo paese, ora che viveva a Bologna.

Si avvicinò a salutare gli sposi, Martina timida sorrise, era un po' gelosa per l'accoglienza trionfale. Marco sapeva che non era intenzione di Francesco rubare la scena.

"Amico, grazie mille per essere venuto. È un piacere averti qui, come stai? Guarda, ti ho sistemato nel tavolo con Roberto, almeno puoi confidargli qualche segreto per farmi correre più forte".

"Ma quali segreti!" rispose il campione ridendo. "Tutta fatica e un po' di fortuna!"

Sembrava essersi ripreso dall'angoscia di quella telefonata di qualche tempo prima. In effetti, dopo un po', Marco preso dai suoi problemi non aveva più avuto modo di sentire il suo amico. Ora, ritrovarlo di nuovo sereno gli faceva piacere.

Arrivò il taglio della torta, gli sposi erano esausti, ma il fotografo continuava a scattare infinitamente. Stavano per crollare, le espressioni del viso tradivano stremate l'epilogo della serata, ma mancavano ancora le bomboniere.

"Sorridere sempre", la parola d'ordine della *wedding planner*.

La odiavano entrambi. Le avrebbero lanciato a vista quei cuccioli d'alabastro guarniti dai confetti.

Marco, salutati gli invitati, riuscì a rubare un pugno

di cuori al cioccolato prima che i camerieri ritirassero ogni cosa da quei tavoli imbanditi.

"Si chiama istinto di sopravvivenza", disse sgranocchiando con Martina seduti a bordo piscina.

Da quella prospettiva sembrava tutto perfetto, erano felici, l'allegria non era mancata in quella giornata vorticosa.

Erano marito e moglie, e con Piero, una vera famiglia.

Avrebbero dormito nella suite di quella struttura rustica, levigata dal legno e immersa nella natura silenziosa. La luna soffiava la sua luce perlata dalle persiane semichiuse, e a Marco iniziavano a frullare strane idee in quella prima notte di nozze, nonostante un po' di mal di testa. Martina ancora in abito da sposa era già profondamente addormentata.

Provò a risvegliarla sfiorandola con una carezza leggera, ma ricevette un farfuglio di suoni ovattati che significavano, "Ti prego lasciami dormire, sto morendo di sonno".

Si mise a letto anche lui.

Era appena passata la mezzanotte e, al secondo frinire di una cicala, spense la luce e chiuse gli occhi senza pensare a nulla.

Il viaggio di nozze, i novelli sposi si accontentarono

di passarlo nella vicina Vieste, in un villaggio turistico attrezzato per i più piccoli, dove Piero poteva divertirsi in compagnia dell'animazione. La giovane famiglia, finalmente rilassata, si godeva il mare limpido del Gargano, la rigogliosa Foresta Umbra e le passeggiate fra i borghi antichi, scavati nella scogliera e dipinti di bianco per riflettere il sole. La sera in spiaggia era sempre una festa di luci e colori, con i fuochi d'artificio a raggiungere le stelle e l'andirivieni delle onde con la sua spuma a tintinnare una serenata cullando il sonno senza pensieri.

Perché aveva dormito così tanto dannazione, era in ritardo.

Sono sempre puntuale, pensava mentre correva a perdifiato verso la stazione.

Mio Dio, aveva dimenticato Piero sul treno in partenza. Il cellulare in tasca squillava, era Martina, non poteva rispondere doveva raggiungere i binari. Com'è potuto accadere, si sentiva scoppiare il cuore, sono un pessimo padre ripeteva, piangeva e il telefono squillava, si avvicinò alla carrozza numero 7 dov'era seduto, ma Piero non c'era più. Il telefono continuò a squillare. Rabbrividì voltandosi di scatto, si precipitò a controllare tutto lo scompartimento. Nulla, il vuoto, nessun passeggero e nessuno a cui chiedere. Il cellulare continuava a squillare, era disperato, scese dal treno e rispose urlando:

"Amore, non trovo più Piero, era accanto a me, è sparito!"

Silenzio, nessuna risposta dall'altro capo, solo respiro.

"Martina, ci sei? Perché non parli, dimmi qualcosa, aiuto, aiutami!"

Il telefono riprese a squillare. Marco, ansimante e sudato, aprì gli occhi senza vedere nulla.

Era buio tutto intorno; sentì il contatto con le lenzuola e sua moglie che dormiva.

Solo un brutto sogno.

Si alzò a controllare la culla, Piero era rannicchiato con un ditino in bocca, riposava beato.

Sospirò cercando di rallentare il battito.

Poi, nel silenzio, sentì nuovamente il cellulare squillare; proveniva dall'altra stanza dove aveva poggiato la giacca.

Il cuore riprese a dare pugni nel petto. Chi poteva essere a quell'ora in piena notte.

Camminò scalzo fino alla porta e il suono riecheggiò più intenso. Marco era agitato e aveva le mani sudate. Chiuse la maniglia dietro di sé per non svegliare nessuno e strinse fra le dita quel telefono vibrante.

Sgranò gli occhi: Francesco - ore 04:37.

"Marco ho bisogno di vederti, sono nei guai..."

"Ma, Francesco, è notte fonda... Cosa diavolo è successo?" chiese passandosi una mano sulla fronte.

"Mi hanno beccato, ci hanno scoperti, cavolo! È successo e non doveva succedere... Siamo fottuti ormai..."

Marco provò a destarsi, pensava ancora di essere in un sogno, un brutto sogno.

"Vi hanno cosa? Cosa hanno scoperto? Cosa c'era da scoprire? Amico, non capisco, spiegati meglio altrimenti non posso aiutarti".

"È tutto chiaro cazzo!" irruppe di rabbia. "Ho questo foglio tra le mani. C'è scritto *Avviso di garanzia...* è la fine, la mia fine!" e scoppiò a piangere singhiozzando nervosamente.

Marco uscì e chiuse la porta. Quella notte dovette raggiungere Francesco e ascoltare prima quel pianto liberatorio e poi tante parole.

Assecondò il tempo cercando di allontanare i brutti pensieri.

"Sono nella merda fino al collo. Sospettano di me, lo sapevo ma non potevo fermarmi. Ad alcuni di loro andava bene così, andava bene perché vincevo, chiaro! Poi, evidentemente, ho iniziato a dare fastidio e non andavo più bene. Ora hanno deciso di farmi fuori. All'improvviso. E io mi ritrovo nella merda per questo covo di bastardi. Capisci Marco? Capisci che mondo di merda? Ti sfrutta e ti abbandona, ti usano e ti mandano via a calci nel culo".

Sussurrava, lucido e deluso come in una confessione prima dell'esecuzione.

Marco ascoltava e vedeva tornare i suoi sospetti, ma voleva sentirselo dire senza forzare.

"Francesco, ma di cosa parli? Cos'è questa storia? C'entra qualcosa Walter, non è vero?"

Apnea, il vuoto nel silenzio, anche le vibrazioni dell'aria soffocarono.

La quiete assoluta prima di una devastante tempesta.

"Sto parlando di doping, cazzo! È così difficile da capire?" scoppiò d'ira Francesco. "Abbiamo iniziato con Walter molti anni fa, quasi per scherzo, ma era necessario, andava fatto, mi diceva. Poi ci siamo spinti oltre: vincevamo tutto ed era difficile, quasi impossibile, mantenere quei ritmi. Ma non potevamo tornare indietro, non più. Il doping è droga, ne diventi dipendente e non ne puoi più fare meno. È droga. Ti rapisce. Ti fa suo. Crei un legame. Tu e il doping. Poi lo sport".

Marco aveva gli occhi fermi, persi in un angolo qualsiasi di quella stanza.

Si sentì asciugare il sudore con un brivido; una scossa di paura animò quel tremore involontario che scalda, ma lui era freddo. Si sentiva tradito, scandalizzato, deluso.

"Devi parlare, non puoi più nasconderti. Devi raccontare tutto Francesco! Io non sono qui per dirti quanto sia grave quello a cui stai accennando, non dovrei dirti che hai creato una realtà parallela attraverso la menzogna. Non dovrei dirtelo che hai ingannato i tuoi tifosi, no. Ma tu mi hai deluso, hai deluso tutti noi. Non dovevi farlo perché eri l'esempio, il mio idolo, il mio unico vero amico. Non dovevi, non dovevi farmelo…"

Andò via da quel teatro senza sipario e restò seduto sul marciapiede con i ricordi inginocchiati.

Le foglie s'increspavano col vento leggero dell'alba. La luce arancione di un lampione, intanto, lasciava intravedere nella penombra il suo cuore sgretolarsi.

NOVE

Le estati in Puglia si lasciano amare per via di quell'aria limpida, fresca che sembra di tuffarsi a respirare dopo esser stati in apnea. Salendo quei tornanti che portano al paese ti prende la voglia di mettere fuori la testa dal finestrino, sentire i capelli volare, confondersi fra i raggi delle nuvole.

"Piero, ho detto che devi stare al tuo posto... sei tremendo!" disse Martina con fermezza. "Allontanati dallo sportello, vieni qua, il vento in faccia ti fa male..."

"Ma dai, lascialo in pace; ormai siamo quasi arrivati", replicò calmo Marco mentre teneva le mani ferme sul volante.

Piero aveva tre anni e già sorrideva al vento; gli piaceva stare in macchina e osservare, c'era sempre qualcosa di nuovo da scoprire.

Nonostante avessero comprato casa ad Ancona,

d'estate, quella provincia marchigiana diventava troppo appiccicosa e stretta, come una camicia bagnata, e il ritorno a San Giovanni Rotondo regalava un fresco sollievo. Martina si era laureata ad aprile, di poco fuori corso e, dopo circa un mese, era stata assunta in un ospedale pediatrico poco distante dal panoramico Passetto, dove si erano innamorati.

Abitavano a due passi dal centro, avevano lasciato quell'enorme fermata di sogni e ragazzi fra gli autobus in piazza Ugo Bassi.

Appena arrivati nella loro piccola città sul Gargano, lontani dalla vita abituale, Marco trovò il tempo di indossare le scarpette e correre. Si era già allenato seriamente al mattino, prima di partire, ma era curioso di scambiare quattro chiacchiere con gli habitué del parco, la sua isola verde brecciata. Mancava da quasi sei mesi, ormai non faceva più la spola così tanto e gli capitava di scendere solo per un paio di settimane in estate e d'inverno. Di solito erano i nonni a raggiungerli in treno.

Fissò la bacheca; quasi vuota, solo un pezzo di giornale e nessuna classifica.

"Hai letto? Guarda un po' qui: quattro anni di reclusione per quel farabutto di Walter!"

"E Francesco?" chiese Marco. "Si vede più da queste parti?"

"Ma non ti fa rabbia?" replicò Pio, il custode del

parco, guardandolo negli occhi. "Ne diceva di tutti i colori, sempre a sputare veleno quel bastardo... e poi si è rivelato per quello che è: una vergogna per tutto il paese. Arrivava qui, presuntuoso, ci prendeva in giro credendo che la verità non sarebbe mai venuta a galla. Povero illuso! Ora tutti sappiamo tutto, e nulla potrà cancellare questa infame amarezza!"

"Ha avuto quel che si merita", sorrise amaramente il ragazzo. "La giustizia ogni tanto funziona".

Poi prese a correre.

"Sei tu il migliore, lo sei sempre stato", gridò Pio prima di tornare a curare le aiuole assetate sotto quel sole di luglio.

Com'è strano il tifoso, o com'è vero il tifoso. Come un amico, un amante; prova un sentimento forte, vero, sincero, si appassiona, soffre e gioisce col campione, ma non vuol essere tradito. Accetterà a malincuore una sconfitta, una battuta d'arresto, ma non puoi ferirlo. Non puoi mentirgli.

Sperava ancora di incontrare Francesco, forse per guardarlo negli occhi, forse per dirgli addio, forse per perdonarlo. Non si sentivano da quella notte maledetta della confessione. Aveva la sensazione di poterlo ritrovare correndo come i vecchi tempi, ma si sbagliava. Decise, così, di uscire da quel recinto di pini e abeti, da quegli articoli ingialliti che erano storia, ma facevano ormai parte del passato.

Certo, se avesse ripensato a tutta la vicenda, al fatto che sua madre era stata quasi accusata di furto, declassata e derisa da tutti i colleghi, la rabbia riaffiorava. Era sempre stato lui la chiave di tutto: Walter.

Walter aveva un'intelligenza malata, ossessionato dal successo, disposto a tutto pur di arrivare. Fu lui a rubare quei farmaci e usarli come doping. Nei piccoli furti ospedalieri si era avvalso dei contatti che aveva con la sicurezza per bypassare controlli e telecamere; poi, quando aveva deciso di passare a quantità più importanti, arrivò a prelevare di notte i farmaci in scatoloni della spazzatura, promettendo favori al personale fidato che lo copriva. Si sentiva al sicuro, protetto dalla sua divisa da carabiniere. All'epoca dei fatti la refurtiva non era mai stata ritrovata, così come colpevoli e complici. Il comando dei Carabinieri non riusciva a spiegare come, tra le varie rapine non emergesse alcun legame concreto. Ogni traccia veniva nascosta. Ogni volta. Ogni video, infatti, spariva senza che nessuno sapesse. Senza che nessuno vedesse.

Il tempo passò e tutto sembrò archiviato, dimenticato. La macchina del doping, però, non si era fermata, si era solo spostata più in alto, nella Federazione, ambiente dove Walter sapeva di trovare terreno fertile per i suoi affari. Prestazione e risultato erano - e sono - gli elementi del successo; l'eco della risonanza mediatica ad attirare sponsor trasformava ogni cosa in denaro, tanto denaro.

Il vincente crea dei nemici leali, se c'è sportività, ma disposti a tutto, anche a sotterrarti se ti mostri disonesto.

L'exploit vorticoso di Francesco con i suoi record dal mezzofondo veloce a quello prolungato, aveva raccolto consensi ed entusiasmo fra i tifosi, ma anche parecchi dubbi fra gli addetti ai lavori.

In silenzio, talpe si erano attivate all'interno dello stesso gruppo sportivo dei Carabinieri, monitorando i movimenti del ragazzo e del nuovo guru dell'atletica italiana.

Le tracce, sempre più chiare, avevano portato a molte piste da seguire: dal traffico di farmaci nelle palestre al coinvolgimento diretto nella somministrazione di emoderivati agli atleti.

Come recitavano gli atti che i capi di accusa lessero in tribunale, era stato pedinato, filmato e registrato durante quasi tutti gli spostamenti. Le sue coperture erano crollate, gli stessi colleghi - quelli di cui si fidava - lo avevano tradito: inganno e menzogna venivano annullate dalla verità.

Restava la triste realtà di essere solo e condannato a pagare.

"Martina, oggi rientro tardi da lavoro", disse Carla armeggiando con la borsa sulla soglia della porta. "Ho una riunione fra coordinatori e primari... una bella rottura".

"Va bene, vuoi che ti faccia trovare qualcosa per pranzo?"

"No grazie, non preoccuparti, mangerò al volo un panino. Ricorda però a Marco di fare un po' di spesa. Tu birbante", continuò la donna guardando il bambino, "vieni qua e dai un bacio alla nonna!" Carla attirò a sé il piccolo Piero e poi s'incamminò verso la sua giornata in ospedale.

Sembrava ringiovanita dopo che i sospetti contro di lei erano definitivamente caduti. Era tornata a fare entrare la luce dentro di sé. Quel lungo periodo di buio e di incertezze, prima del processo, fatto di solitudine, ansia e preoccupazioni, era finalmente alle spalle. Ora era tornata al suo ruolo. Era felice.

Aveva dovuto lottare, certo, sopportare calunnie e ingiustizie, ma il tempo le stava restituendo anni di sofferenze.

Erano le nove del mattino e Marco non era ancora rientrato.

Martina era quasi pronta, si era preparata per uscire; erano d'accordo che sarebbero andati a fare acquisti nel nuovo centro commerciale inaugurato nella zona industriale di Manfredonia.

Martina stava perdendo la pazienza, così come

Piero che iniziava a fare i capricci per via di quella salopette troppo stretta per stare fermi in casa.

Finalmente, rumori di passi veloci si rincorsero per le scale. Marco era in ritardo e ne era perfettamente consapevole.

"Sono qui... amore, amore lo so che dovevo tornare prima", disse frenetico cercando di giustificarsi prima che Martina lo inondasse di rimproveri. "Solo che ho rivisto Francesco; abbiamo parlato e ho perso la cognizione del tempo".

"Francesco? Davvero? E come sta?" chiese curiosa la ragazza presa alla sprovvista. "Ma lui non era a Bologna? È tornato in paese?"

"Sì, è qui. Ha deciso di andare via da Bologna... è stato un duro colpo, aveva paura di tutto, anche della gente che incrociava per strada. Oltre a essere squalificato per due anni è stato anche licenziato... non è più nei Carabinieri", rispose Marco con sguardo inquieto. "È cambiato. È cambiato lui e tutto nella sua vita: ora ha trovato lavoro in quel nuovo centro commerciale, quello in cui volevi passare, ricordi?"

"Sì, sì certo. Comunque povero Francesco", continuò Martina preoccupata, "ha perso tutto, tutto ciò che aveva..."

"Povero? E perché? Lui sapeva, conosceva i rischi ai quali stava andando incontro", disse irretito Marco. "Martina non pensare di giustificarlo. Francesco ha barato, ha imbrogliato tutti fin dall'inizio; anzi, gli è andata bene che non è finito in galera assieme al suo allenatore!"

Non gli era ancora passata del tutto. Era la delusione che bruciava il petto di Marco. La delusione per quella vita che aveva sognato, che aveva osservato da amico, tifato e anche un po' invidiato. Marco si era negato più volte al telefono quando Francesco aveva provato a chiamarlo in quei mesi. Non voleva ascoltare le lacrime. Si sentiva preso in giro. Quel tradimento aveva lacerato quell'antica amicizia. Anche se sentiva dentro che, quel legame cresciuto sulle piste e sull'asfalto, era più forte di quell'inganno a cielo aperto. Ne ebbe la conferma quella mattina, dopo quell'incontro; ascoltare le parole dalla voce di Francesco, guardarlo negli occhi, osservare i suoi movimenti e il suo rammarico, la sua sofferenza e il suo rimorso, gli fece capire che dalle sconfitte ci si rialza. Dagli errori s'impara. Così come dicevano a se stessi quando erano ragazzi. Anni prima.

Il centro commerciale era edificato nel nulla.

Un'isola di macchine e carrelli sulla strada che collegava San Giovanni Rotondo a Mattinata. Era stato costruito in una terra di nessuno a pochi chilometri dal porto di Manfredonia, un lago di asfalto con sfondo Monte Sant'Angelo e a pochi passi il mare. Tutt'intorno uliveti e una vecchia fabbrica di vetro ormai in disuso, rifugio per randagi.

Francesco si doveva reinventare, rimboccare le maniche e ricominciare. In famiglia non avevano retto al dolore di vedere al notiziario, la faccia del proprio figlio sbattuta in prima pagina. Viveva in affitto nel centro storico, in una vecchia casa di pietra; era ristrutturata alla buona ma tutto sommato non era messa così male. Si arrangiava cercando di non pensare a nulla, ma gli faceva troppo male il silenzio dei suoi genitori, dei parenti che gli avevano voltato le spalle, degli amici che lo aveva abbandonato. Quel lavoro non era l'occasione di riscatto, ma solo il mezzo per pagare le multe che la sentenza del giudice gli aveva inflitto.

Marco si convinse a fargli visita.

Lo rivide, a distanza di giorni, impegnato a sistemare scatoloni in quegli scaffali pieni di ogni cosa.

Voleva vederlo, sentiva che dovevano parlare ancora.

"Mi scusi, saprebbe dirmi dove posso trovare dei succhi di frutta?"

Francesco lo riconobbe dalla voce; per poco non cadde dalla scala voltandosi di fretta.

"Marco! Che ci fai qui? Sei venuto a vedere la brutta fine che ho fatto?"

"No. Di che fine parli? Sono solo venuto a fare la

spesa, da bravo padre di famiglia", rispose ironico cercando di alleggerire la conversazione.

Sorrisero, mascherando entrambi l'imbarazzo e l'emozione.

"Volevo chiederti di nuovo scusa, per tutto", rispose Francesco cercando di guardarlo negli occhi, "ho provato tante volte a trovare quel coraggio di confessarti prima ogni cosa, anche solo per sentirmi più leggero. Ma sapevo che ti avrei deluso troppo. Come vedi, sono un debole e anche bugiardo!"

"Ormai è passato. Ti sei pentito, hai pagato e stai pagando ancora. Sono stato io stupido a volerti giudicare. Mi hai insegnato tanto, mi hai fatto appassionare alla corsa", disse Marco, "e poi sbagliare è umano. L'importante è capire gli errori e cercare di rimediare, e credo che tu lo stia facendo".

"Grazie, sei un amico, non ho mai dubitato di questo. Nonostante tutto".

Francesco aveva i brividi, eppure sentiva uno strano calore avvolgergli l'anima, una sensazione insolita e curiosa, come non gli succedeva da tempo.

Marco stava diventando un uomo. La fiducia nella vita passa dal perdono, e la sua, aveva ora un nuovo impulso.

Era lui adesso, quel ragazzo taciturno e strano, il modello da seguire, lo stile da imitare.

DIECI

D'estate, il parco di San Giovanni Rotondo è una calamita che attrae ogni tipo di persona. Tutti vogliono calpestare quel margine di erba e terra racchiusi in un perimetro quadro lungo settecento metri. Era stato Roberto a misurare tutto, con cura e attenzione. Ne aveva marcati di sentieri con quella ruota metrica! Lui che era stato uno dei pionieri dell'atletica in paese; un tipo forte, appassionato e generoso. Molti, incontrandolo per strada lo ringraziavano. Lo facevano per la sua vocazione verso lo sport, per le sue tracce fatte di trattini e cerchi. Salendo in montagna o nel bosco, era facile riconoscere i suoi nastri rossi, legati agli alberi per non perdersi fra le mulattiere. Il presente iniziava a proporre soluzioni avveniristiche, lanciando sul mercato orologi GPS in grado di stabilire, tramite un satellite, la posizione e il passo, così da sapere con esattezza velocità e distanza di una corsa nei boschi. Ma erano ancora in pochi a possedere quei computerini tascabili dal prezzo esagerato. Intanto c'era Roberto che disegnava perimetri e segnalava chilometri, e per divertirsi andava bene.

Al parco camminavano in molti, come il gruppo di casalinghe che prima delle faccende domestiche, alle sei del mattino, si imponeva di percorrere almeno cinque giri. Poi c'erano gli anziani, i nonni babysitter, i bambini, le ragazze che si preparavano all'estate o i ragazzi che tentavano attraverso la corsa di scoprire la loro indole sportiva. Prima che venisse modernizzato, il percorso misto di terra e brecciato, era stato ricavato a colpi di piede dagli appassionati che come cavalli avevano battuto ogni metro fino ad appiattire il fondo facendolo riemergere dall'erba.

Marco e Francesco, in quel pomeriggio assolato e tranquillo, con le panchine roventi, si erano dati appuntamento sotto il gazebo di legno per parlare come ai vecchi tempi.

"È strano come un parco fatto di prato e ciottoli possa contenere tanti ricordi. Uno spazio a cielo aperto che racchiude il nostro passato, divertente e leggero".

Nel pronunciare questa frase Francesco apparve rilassato, mentre i suoi capelli si scostavano disordinati al fievole soffio del vento.

"Tutto sembra immobile in questa scatola senza coperchio", rispose Marco osservando l'amico, "eppure sono successe tante cose. Belle e brutte".

"Già, siamo cambiati, ma io sono ancora qua; mi ritrovo solamente più vecchio e ancora al punto di partenza".

"Guarda loro", riprese Francesco osservando dei bambini che correvano a perdifiato, "nonostante non conoscano la giusta tecnica e siano troppo piccoli per apprendere le regole del gesto, hanno comunque una falcata perfetta. Noi abbiamo perso quella naturalezza, ora siamo schiavi della società moderna, ci impigriamo a tal punto che dobbiamo fare un sacco di esercizi per ritrovare quell'elasticità che è già parte della nostra genetica".

"Hai ragione, e io ero tra quelli, preferivo nascondermi dietro la comodità di un computer anziché lottare", replicò Marco tenendo gli occhi fissi sul gruppo di ragazzini. "Ancora oggi pago il prezzo di quella vita sedentaria; nessuno sbaglio resta senza conseguenze".

Restarono in silenzio, ascoltarono il passato riaffiorare in quella frase sussurrata.

"Ho saputo dei tuoi ultimi risultati", continuò Francesco, "sono felice per te, stai raccogliendo i frutti disseminati in un campo di sacrifici".

Marco accennò un sorriso e l'amico scorse in quel

viso pulito una vera passione, lo ammirava per i suoi sforzi di essere grande.

"Ho sempre cercato di tenere duro. Quando non corro mi sento inutile, quasi morire. Invece, quando soffro in allenamento mi sento rinascere, ricomincio a respirare e vivo per davvero!"

"Provo invidia per la tua forza. Io sono da sempre stato schiavo del successo a tutti i costi, anche giocando sporco. La paura della verità era l'ansia che mi legava alla vita".

"Ti va di parlarne?" chiese Marco discreto e quasi sottovoce.

Prima di allora Francesco aveva tirato fuori quell'argomento solo davanti al magistrato, rischiava di finire in galera se non si fosse pentito confessando ogni cosa, dal principio, raccontando tutto, facendo il nome di Walter e di altri che avevano collaborato a quella losca messa in scena. Aveva paura il giorno della sentenza, tutt'ora non si sentiva libero.

"Iniziò tutto un pomeriggio, in silenzio, in fretta, quasi fosse naturale. Ero un ragazzo, pieno di sogni e senza paure. Se penso a quanto sia facile fare degli errori, fidarsi delle persone sbagliate, credere alle menzogne non conoscendo come gira il mondo, forse adesso avrei timore anche ad avere un figlio. Non ero così talentuoso come volevano far credere. Avevo una bella falcata, ero esile, ma il motore era di normalissima cilindrata, niente di straordinario per la mia età. Walter aveva occhio, sapeva che spremendomi al massimo non sarebbe arrivato da nessuna parte. Lui era stato un buon atleta, ma nulla più. La sua ambizione era essere in cima, guardare tutti dall'alto e beffarsi di loro, voleva il successo a ogni costo. Sapeva che confinato in Puglia, col suo lavoro da carabiniere, non aveva la libertà di farsi strada coltivando chissà quali talenti sconosciuti. Allora decise di forzare il destino, di riscrivere a modo suo una storia senza regole. Io ero la sua cavia, il mezzo per raggiungere i suoi scopi. A quell'età i nostri obiettivi erano comuni, diventare dei campioni, ma in me c'era l'ingenuità di volerci riuscire e in lui la cattiveria di doverci arrivare".

"Con questo", continuò sembrando un fiume in piena in quel letto troppo stretto, "non sto dicendo che Walter mi abbia costretto; io, nella mia breve carriera, sono stato consapevole di aver agito contro le regole e la morale, ma la tragedia che vivi ogni giorno è il ricatto a cui il pentimento non può chiedere perdono. Hai paura della reazione a catena che il fermarsi comporterebbe, preferisci rischiare, inconsapevole, da sciocco, senza pensare alla verità che verrà a galla facendo emergere tutta quella merda. Iniziai con quelle maledette pillole colorate, scoprii che erano anfetamine, non mi facevano dormire e, per non farmi scoprire dai miei, rimanevo immobile nel letto a occhi aperti, tutta la notte. Un giorno mi sentii male... credo che Walter abbia cominciato a preoccuparsi in quel momento. Mi propose delle siringhe di Eritropoietina. Me le faceva di nascosto in macchina, ci fermavamo in collina fra gli alberi per non essere visti. Pazzesco vero?" chiese guardando l'orizzonte. "Sul bugiardino c'era scritto che sono per pazienti con gravi patologie e io, in perfetta salute, facevo il doppio del loro dosaggio!"

Marco ascoltava, era rapito da quel racconto, sbalordito di come all'epoca non sospettasse nulla e di come, dietro a ogni apparente espressione, possa esserci una maschera di menzogna e terrore.

"Una sera", proseguì Francesco, "faticavo a restare in piedi e la testa mi girava. Il battito rallentava, sempre più, il mio cuore stava per fermarsi. Provai a chiamare Walter, ma non rispose. Mi mancava il respiro, sarei svenuto. Feci il 118 con le ultime forze, quando arrivarono ero appena sotto le trenta pulsazioni. Erano pronti a defibrillare. Un infarto per un cuore sano e allenato. Un macabro paradosso. Sono stato salvato da una dose di atropina, non supposero nulla. Mi sentii piano risorgere, ero davvero spaventato. Per la prima volta avevo paura di morire. Walter non si scompose più di tanto alla notizia, sapeva come recitare con la mia stupidità, modificò i dosaggi e continuammo. Dopo il titolo italiano, il mondo stava iniziando ad accorgersi di me, non potevo fermarmi e non volevo fermarmi. Dormivo con un cardiofrequenzimetro allacciato al torace. Durante il sonno, a volte, gli allarmi mi svegliavano e iniziavo a pedalare sulla cyclette aspettando che il cuore riprendesse vigore. Sarei morto nel sonno e forse era quella la fine che avrei meritato".

Marco sembrava scioccato, disarmato e immobile davanti a quella confessione. Era come se qualcuno gli stesse conficcando un cucchiaio di legno in gola, sentiva di dover vomitare.

"Poi iniziarono i controlli a sorpresa, la WADA aveva nuovi protocolli, segreti, fuori dagli schemi che Walter aveva imparato a leggere e bypassare. Iniziai a vedere la paura nei suoi occhi. Non l'avevo mai vista, era sempre sicuro di sé e quella fragilità mi terrorizzava. Avevamo i riflettori puntati, dovevamo essere discreti, vivevamo nell'ombra. Mi prelevava dai ritiri di nascosto, viaggiava sempre con la borsa frigo chiusa nel baule del suo fuoristrada. Uno scienziato pazzo col camice da macellaio. Diceva di star tranquillo perché avrebbe trovato la soluzione anche stavolta, che il doping sarebbe stato sempre un passo avanti, che eravamo i migliori e nessuno ci avrebbe ostacolato. Autoemotrasfusione, sangue del mio sangue, nessuna macchina di laboratorio avrebbe sospettato dei miei globuli rossi, della mia emoglobina, del mio plasma, nessun allarme sarebbe suonato a causa di sostanze vietate. In fondo era il mio sangue, solo iperossigenato e con una quantità di eritrociti pari quasi al doppio di una persona sana. Veniva prelevato nei periodi di altura, eravamo arrivati ad averne da parte oltre quattro litri. Walter conservava le sacche in un frigorifero a pozzo, sembravano bistecche. Trasfondevo circa mezzo litro una settimana prima delle gare, mi sentivo imbattibile, pieno di vita in quelle vene che temevo potessero scoppiare. Poi un giorno, da una sacca, piano, goccia dopo goccia, un odore nauseabondo, putrido, esplose nelle mie narici, sembrava nascondessimo un cadavere in quella stanza. Era andata a male, ma ne avevo già in circolo quasi la metà. Cercammo con delle fisiologiche di diluire quelle tossine, e in principio, sembrò funzionare. La notte poi mi svegliai, avevo inondato il materasso di sudore e la testa sembrava un vulcano in eruzione. I battiti erano stranamente accelerati, sentivo un caldo infernale nonostante fossimo in pieno inverno. Mi toccai la fronte, era un ferro da stiro fumante. Provai ad alzarmi, ma i dolori ai fianchi erano insopportabili. Avevo nuovamente paura di morire. Questa volta era doloroso, sarei morto contorcendomi riverso sul pavimento. Chiamai da terra un'ambulanza, Walter non era più tra i miei pensieri, giurai che mi sarei fermato. Mi acciuffarono per i capelli. Avevo già un'insufficienza renale in corso. Fecero un prelievo, non avevo un valore nella norma. Quando mi riconobbero, questa volta capirono. Mi fermarono, la notizia venne subito fuori e iniziò la fine. Forse stavo ancora mentendo a me stesso, forse non avrei avuto la forza di fermarmi, forse volevo ancora essere primo, o forse volevo solo che tutto finisse".

Francesco aveva riavvolto quel film; ma non c'era l'angosciante solitudine seduta al suo fianco, c'era Marco, e la sua voglia di ascoltare senza giudicare.

Era quasi sera, decisero di rientrare prima che il buio risucchiasse le loro ombre. Marco restò a passeggiare ancora un po'. L'indomani sarebbe rientrato ad Ancona, alla sua vita, al suo lavoro, alla sua famiglia e ai suoi allenamenti, a quella apparente serenità che non lo lasciava tranquillo.

Undici

Piero si cullava tra le braccia di suo padre, con quegli occhioni scuri gli somigliava molto. Faceva delle facce buffe, il piccolo rideva a tempo mentre i piedini scalzi si muovevano rapidi e liberi.

La sera era il momento in cui Marco si rilassava e cercava di recuperare le ore frenetiche volate via fra lavoro e allenamenti. I pensieri, però, da una settimana, si agitavano nella sua mente: Francesco lo aveva sconvolto e aveva tracciato un solco netto nel suo modo di vedere la corsa. Aveva perdonato quell'amico debole, ma stava reinterpretando in modo pericoloso la sua storia. Quella sera, terminato di cenare, mise a letto Piero ma non raggiunse in camera Martina.

"Amore che succede?" chiese la ragazza. "Ti vedo pensieroso... non vieni a letto?"

"No, non ti preoccupare", rispose Marco guardando altrove. "Vai pure a dormire, ti raggiungo più tardi".

Era come se un vortice stesse giocando con i suoi ricordi, sballottando le emozioni contro la forza della ragione. La sua mente era in fermento e il suo cuore preso da una strana fibrillazione.

E se davvero i reali valori non fossero quelli visti finora? Se davvero Francesco non fosse quel talento cristallino che si credeva, ma solo un prodotto di laboratorio? pensava seduto in salotto. *Forse sarei stato io quel campione che tutti aspettavano".*

I suoi occhi erano inumiditi da una strana luce, la sua visione appariva più nitida e l'ordine stava vincendo su quel lungimirante caos. Si mise una mano sulla bocca, quasi a non voler far trapelare quelle parole piene di speranza.

Adesso mi è chiaro, continuò tra sé. *In tre anni, col sacrificio, sono arrivato a dei ritmi davvero buoni, a ridosso dei professionisti, e senza doping. Pensa dove potrei arrivare se mi allenassi come lui doppiando ogni giorno le sedute. Potrei essere io la nuova promessa dell'atletica italiana.*

La speranza si fece spazio tra quei pensieri lanciati verso sogni fino a poco prima irraggiungibili.

Sentiva finalmente il destino slegarsi fra le sue mani. Ora, era talmente pieno di fiducia che avrebbe voluto correre per strada in piena notte, illuminato dai lampioni, metafora di quei riflettori che già vedeva puntati su di lui.

Il mattino seguente non stava nella pelle, scorreva la vita dentro il suo cuore: era la forza dei sogni.

"Roberto, devo parlarti!" irruppe al telefono.

"Dimmi pure Marco, problemi con gli allenamenti?"

Quando chiamava verso mezzogiorno, durante la pausa pranzo, era di solito per un veloce resoconto.

"Nessun problema, anzi, stanno andando molto bene, mi risultano facili perché la condizione è ottima, merito tuo, ovviamente, infatti ti chiamo per questo: vorrei aumentare le sedute, doppiando di nuovo, anche tutti i giorni. Cosa ne pensi?"

"Ma sei impazzito?" esclamò l'allenatore dall'altro capo del telefono. "Già così mi sembra di esagerare con i ritmi. Quando eri fermo col lavoro, per un periodo limitato, aveva un senso. Come pretendi ora di poter arrivare a 150 chilometri settimanali con una famiglia, un bimbo piccolo e il lavoro? Marco, spero tu stia scherzando!"

Il tono di Roberto non lasciava dubbi: era quasi irritato dalla richiesta del ragazzo. Ma Marco incalzò.

"No Roberto, non sto scherzando, io sono serio", rispose con un insolito tono aggressivo. "Sei tu, invece, che non vuoi ascoltarmi!"

Quella speranza, quei sogni di gloria e le luci della ribalta si stavano spegnendo. Quelle parole non fecero altro che smorzare le sue ambizioni. *In fondo,* pensò Marco, *Roberto tende a comportarsi così. Ogni volta.*

Ma, non domo, continuò.

"Da sempre, a ogni risultato cerchi di ricordarmi di mantenere i piedi per terra, di non montarmi la testa, di prendere la corsa come un passatempo; ma porca puttana, esulta ogni tanto, esalta le prestazioni ottenute con tanti sacrifici! Mi faccio il culo tutti i giorni, sudando l'impossibile e ora che si tratta di alzare l'asticella per volare a misure da campione, ti tiri indietro, snobbi tutto e mi tratti come un bambino che fa i capricci. Va al diavolo, Roberto!"

"Ehi Marco, cerca di ragionare", rispose Roberto cercando di mantenere la calma. "Sei un ragazzo intelligente e voglio essere sincero: non potrai mai arrivare a essere un campione. Campioni si nasce. Ci vogliono doti naturali che tu, nonostante l'impegno, non hai. Sei un buon atleta, certo, ma i professionisti sono altro, sono tali perché, oltre al talento, son pagati per farlo e tutto nella loro vita è incentrato sullo sport. Tu pretendi di essere al loro livello allenandoti alle sei del mattino prima di correre a lavoro e poi, dopo una giornata in azienda, tornare in pista prima della cena, rientrando a casa distrutto, con una famiglia, un bambino e i mille problemi quotidiani. Ti rendi conto, no, in che condizioni sei e quali pretese hai?"

"Ho capito Roberto", rispose Marco amareggiato, "farò da solo. Hai perso l'ennesima occasione di essere un vero allenatore, sei un mediocre amatore e lo rimarrai per sempre".

"Ma noi siamo amatori, è questo che non capi…"

Si interruppe la chiamata. Marco troncò di netto la comunicazione, chiudendogli il telefono in faccia.

Roberto era come un padre per lui. Cercava di essere comprensivo, di dosare la forza dei sogni sulle passioni, avrebbe voluto parlare e vivere di corsa ogni giorno assieme a quel ragazzo che aveva ridato luce in quella sua vita solitaria, ma sapeva della realtà, conosceva i pericoli che travolgono lì fuori, non poteva perdere di vista la responsabilità di educare con coscienza quell'indole vorticosa che accelerava come un treno rischiando di finire fuori dai binari.

Lasciò passare dei giorni; divennero settimane, poi mesi di silenzio.

Il vento di tramontana stava portando con sé nuvole cariche di grigio e coperte di lana in quelle case fumanti con i camini accesi.

Carla si era ben coperta quel mattino di dicembre per raggiungere il parco e dedicarsi alla sua quasi quotidiana passeggiata. Alla fine si era fatta convincere dalle colleghe di reparto a dedicarsi a quella che più che una presa di coscienza sui benefici dell'attività fisica, era una moda in cui sfoggiare il completino più aderente e spettegolare sulle tresche amorose cittadine.

Lei era una di quelle che si divertiva ad ascoltare cercando, comunque, di sudare un po'.

Stava rifiorendo, aveva ripreso entusiasmo verso la vita; allo specchio, quel filo di trucco, rendeva più morbide le linee del tempo e, ogni tanto, i complimenti maschili le facevano piacere.

"Buongiorno signore, muovete meglio le braccia! Escursione ampia come a stringere dei bastoni, vi permetterà di allungare il passo e camminare più veloci. Brava Carla, così e tieni dritta la schiena", disse Roberto poggiandole una mano sul dorso.

Era sempre attento a condividere e suggerire, divertito da quello che lo sport per lui significava: un modo di socializzare primitivo, semplice e puro, fuori dal contesto lavorativo, fuori dalle differenze gerarchiche, fuori dalle preoccupazioni quotidiane; si è tutti uguali con una tuta e delle scarpette, si ritorna bambini e ci si diverte col mondo.

"Mamma che fatica se provo ad aumentare o a correre", esclamò Carla, "mi viene subito il fiatone".

"Devi insistere, gradualmente, ma provarci!" sussurrò Roberto. "Non fare come le tue amiche che non ascoltano!"

"Insisterò, certo", sorrise, "ma soffro spesso nella zona lombare, ogni tanto poi, ho delle fitte che mi fanno vedere le stelle!"

"Avvicinati, allora, Carla", disse invitandola alla sbarra, "ti faccio vedere degli esercizi che ti faranno stare subito meglio. Sono semplici e li puoi fare anche a casa".

Era rigida, legata e un po' impacciata nei movimenti. Gli ricordava molto Marco all'inizio di tutto, ai primi allenamenti. Però la donna, come suo figlio, imparava in fretta e sembrava divertirsi.

Bastarono tre esercizi, infatti, e provò subito sollievo... una sensazione di benessere che non riviveva da tempo.

"Sei un mago, Roberto!" esclamò felice. "Finalmente posso star dritta senza paura di rimanere bloccata!"

"Ascoltami, cerca di fare questi esercizi quotidianamente, anche a giorni alterni può andar bene, e vedrai che andrà sempre meglio!"

I consigli e le dritte, per Roberto, non erano stati che un appiglio per chiedere a Carla di Marco. Voleva sapere se il ragazzo stesse bene e se gli avesse parlato della loro piccola, ma accesa discussione. Poi, giro dopo giro, si era accorto che Carla era una persona piacevole, sorridente, solare; differente da come stranamente l'aveva sempre immaginata. In effetti, dopo la morte del marito, un figlio da crescere e mille problemi, non era facile vederla serena ed essere bendisposta a socializzare, dando spesso l'impressione di preferire la solitudine alla compagnia.

Quel mattino Roberto capì di sbagliare. Trovava qualcosa di magnetico in lei, forse l'aver condiviso esperienze e momenti con Marco aveva di riflesso creato quell'empatia nascosta, chissà, di certo sapeva d'avere cinquant'anni e un lavoro che fino a pochi anni prima lo aveva sballottato in giro per l'Italia non consentendogli di coltivare molte relazioni, anzi ringraziava spesso lo sport e la natura di farlo sentire meno solo.

Carla quel mattino tornò a casa con una strana felicità. Era come se i suoi occhi si fossero preoccupati di guardare l'orizzonte e l'immenso panorama circostante, scrutando nello sfocato infinito la nitidezza e la semplicità dei particolari. Conosceva da molto Roberto, atletico, simpatico e di compagnia, ma da molti giudicato come un eterno fanciullo che si divertiva a girare e a correre lontano dalle responsabilità. Ora che il suo Piero era cresciuto, l'essere nonna, e sola, in quella casa troppo grande lasciava spazi di riflessioni sulla vita; aveva in parte rivisitato quello che era il suo modo pensare e guardare nel suo cuore. Dopo essere stata travolta dalla passione con Walter, non si era data pace per quell'errore, sentiva il peccato macchiarle l'animo e, il timore che potesse raccontare a qualcuno quella storia la faceva vivere nella paura, coperta di vergogna. Oggi, saperlo in carcere, lontano dalla sua vista, le aveva ridato coraggio, voglia di rinascita e sentiva che forse non sarebbe stata una cattiva idea uscire fuori a cena con Roberto.

Carla era determinata ma stremata. Ci volle una settimana di assiduo allenamento, tira e molla di camminate ed esercizi affinché Roberto trovasse il coraggio d'invitarla a cena. Era fuori forma anche lui su queste cose, ma l'ingenuo imbarazzo rendeva tutto molto divertente.

Decisero di lasciarsi lontani gli occhi indiscreti e il vociare del paese, andando a cenare in una vecchia trattoria caratteristica di Rignano Garganico, un paesino di duemila abitanti a venti minuti di macchina da San Giovanni Rotondo, seguendo le colline.

Meno male non ho messo i tacchi alti! pensò Carla cercando di non cadere per quelle strade lastricate di fughe laviche e sampietrini.

"La Capanna" indicava la scritta dorata intagliata nel legno, appesa all'entrata. Una grotta sorretta da un'atmosfera primitiva. Il locale era stato ricavato da antiche abitazioni scavate nella roccia, con suggestive travi a reggere la possanza della pietra sfumata nei colori e levigata dal tempo. Roberto conosceva bene il proprietario. La passione di raccogliere profumati porcini, nei boschi della zona, era il segreto che li aveva uniti in amicizia. La trattoria era quasi vuota quella sera, e gli stava bene poter sentire la voce di Carla senza il brusio della gente a fare da sottofondo. Aveva un vestito rosso che sembrava ispirato ai pungitopo natalizi; i capelli raccolti esaltavano i lineamenti morbidi di quel viso a forma di cuore. La fiamma del camino ad angolo, poi, contribuiva a rendere perfetta quella dimensione poetica. La osservava e ascoltava ogni sua parola, cercando di essere naturale ma discreto, conosceva la storia di Piero, ma se erano seduti assieme significava che in fondo, Carla, aveva piacere di condividere la sua compagnia.

"Ma davvero ti basta lo sport, la natura, la libertà?" chiese Carla con un velo di timidezza. "Ti rendono davvero felice?"

"Non lo so, a volte, guardando indietro, cerco il punto di partenza", rispose riflessivo Roberto. "Vorrei rileggere il viaggio per fermarmi e comprendere il futuro, ma sono convinto che perderei quell'attimo fuggente che è il presente".

"Che belle parole…" rispose con gli occhi rilucenti sotto la fiamma del camino. "La felicità spesso è davvero nelle piccole cose!"

"Felicità è una parola troppo semplice per spiegare le mille sfumature del nostro animo. Forse la mia vita sempre in viaggio ha portato la mia natura ad adattarsi, a ricercare gioia nel correre sotto il battito della pioggia o a sentire il profumo del bosco sciogliersi sotto i piedi sporchi di terra; ma sono convinto che un vuoto l'avremo sempre nel nostro cuore. Mi manca una famiglia, mi manca un figlio come Marco, a cui voglio bene, ma allo stesso modo capisco che ciò comporterebbe non poter vivere pienamente quelle passioni che mi hanno fatto compagnia per tutto questo tempo".

Carla ascoltava rapita e capiva, ammirava quelle parole che condivideva e la scaldavano.

"Questa sera è un dono, un piacevole regalo inaspettato, non credevo avessi questo lato riflessivo".

Il viso di Roberto si tinteggiò di un leggero rossore, non era il vino, la timidezza a quell'età può essere qualcosa di inaspettato.

Salutarono il paesaggio notturno, fermandosi nel belvedere che dava sull'estesa pianura del Gargano. Scintillava di luci, come un addobbo di Natale, e soli col vento, si strinsero a guardare le stelle perse nel cielo infinito.

Era tutto così semplice, naturale, parlare per ore senza stancarsi, sedersi vicini a guardare il panorama come se l'avessero sempre fatto, erano giovani e i capelli scivolavano via leggeri fra le rughe.

Tornati a casa, le loro menti cercarono di elaborare quella nuova sensazione. Sembrava non ci fossero buche o scossoni in quel fluire di pensieri, ricordi e racconti nuovi; così decisero di proseguire in quel viaggio che finora gli aveva lasciato accanto un posto libero.

Si rividero al mattino per la solita camminata, e poi, la sera, per un film.

Roberto abitava in campagna, appena fuori dal paese; una villetta rustica ma accogliente, costruita sul terreno di famiglia dove accudiva la natura coltivando il suo orto di stagione. Fu proprio con quei prodotti della terra che preparò una zuppa di patate, con carote, fagioli e lenticchie miste a farro, lasciata cucinare a fuoco lento in un vecchio tegame d'argilla.

"Davvero buonissima, così come questo vino", sussurrò Carla lasciando che le parole seguissero i fumi del camino. "Dovresti insegnare anche queste cose a mio figlio. Lui parla sempre di te, ti stima tantissimo".

"È un bravo ragazzo, il merito è tuo... l'hai tirato su bene!" rispose accorgendosi che non era a conoscenza del loro litigio.

Ora, Roberto, sentiva sua madre più vicina, ma l'immagine di Marco era sempre più distante, quasi estranea.

"Se ci penso, credo gli manchi il senso della misura, è tutto o nulla. Ha avuto la fortuna di conoscere Martina, è una grande donna, sa come farlo ragionare e riesce dove io non potevo arrivare!"

"Sono davvero una bella coppia, poi Piero è meraviglioso e Marco sta diventando un uomo!"

Fra i vari film che Roberto aveva in casa, preparati per l'occasione, Carla scelse *il mondo di Amelie*.

Si distesero sul divano, lasciandosi cullare dall'atmosfera a lume di candela.

"Adoro questo film, mi fa sognare un mondo che vorrei", disse Carla stringendosi al suo corpo senza timori. "Le musiche, poi, sono un viaggio che ti porta per mano fra le strade di Parigi".

Roberto non rispose. Entrambi si fecero silenziosi, concentrandosi sui movimenti impercettibili dei loro corpi, cercando di non tremare, tralasciando le scene che il copione recitava sullo schermo. Sul finale, mentre Amelie si decideva ad aprire al suo Nino, Roberto, accompagnato dal suono del piano, s'inventò regista, spostando l'inquadratura verso gli occhi emozionati di Carla.

"Cosa fai?" chiese guardando la sua mano sorreggergli la guancia.

"Vorrei darti un bacio".

Le loro labbra si sfiorarono. Fuori dalla finestra aveva iniziato a piovere, la legna scoppiettava fuori tempo e i titoli di coda scorrevano lenti nell'indifferenza delle luci in sottofondo. Sul divano quella metafora di felicità senza regole, si abbandonava libera, svelando le curve di quei corpi vicini e dissolti dalla passione. Carla, con le gambe sottili ancora giovani, tolse i tacchi e guidò le sue mani a massaggiare ogni muscolo del petto di Roberto. Lui scese dalle gote fino a fianchi, rispettando le curve leggermente abbondanti, intingendo le sue dita golose in quella gonna aderente che lasciava immaginare. Volevano svelare i propri animi, i propri desideri; l'amore non si nasconde, denuda sempre ogni inibizione. Nella luce soffusa dalle varie prospettive, emergeva il contrasto del suo reggiseno rosso ricamato e quegli slip neri fra le sue cosce robuste. Carla lasciò scivolare la mano fra le sue gambe, iniziando ad accarezzare il suo pene cercando di farlo respirare. Sentivano gli animi tremare e gemere, con l'eco dei loro cuori a ribattere rapido e intenso le emozioni. Le mani di Roberto generose risalirono, lambendo quei seni lasciati liberi di essere inumiditi dalla sua lingua, che delicata succhiava quelle punte vibranti di erotismo. I corpi ormai nudi si agitavano come vele sotto il vento e il tappeto come la prua di una barca accolse l'ondeggiare dei loro sentimenti. Una tempesta di passione travolse ogni dubbio, il vapore come olio levigava quelle insenature dove affondare e graffiare, il ritmo incessante si abbandonava alla libertà di movimento fra quelle gambe umide. Sgusciavano fra i glutei e la schiena, cercando di godere in ogni posizione, seguivano l'istinto, la loro natura, erano liberi di sognare quella sera, di fare l'amore.

La nottata fu insonne, lunghissima, il tempo sembrò fermarsi dinanzi al desiderio, avanzava lento e ritornava indietro.

"Basta! Non ce la faccio più!" urlò Marco strattonando la maniglia, scappando fuori scalzo in piena oscurità.

Ciò che lo fermò non fu l'avere i piedi fradici dopo appena pochi metri, ma quel dolore subdolo che da una settimana lo costringeva a zoppicare. Andava avanti così da giorni. Mattina e sera, a lavoro e nei momenti di pausa. Teneva il piede immobile, provava a correre nei lunghi corridoi delle celle frigorifere, ma nemmeno dieci passi e doveva fermarsi per via delle fitte che lo torturavano a ogni appoggio.

"Amore, cosa fai lì fuori? Sta diluviando... sei impazzito?" gridò preoccupata Martina. "Sali su, per Dio!"

Marco tornò sui suoi passi inzuppati di rabbia.

"Domani andiamo al pronto soccorso", continuò la ragazza, "non posso vederti in questo stato! Ora asciugati e vieni a dormire, sono le due di notte, per la miseria".

Marco sembrava un animale in gabbia, aveva le occhiaie e il suo sudore possedeva una strana intensità acidula.

Il colpo finale, la mazzata che lo stese, fu il referto della radiografia:

"Frattura composta terzo distale del perone".

Non poteva e non voleva crederci, tutto divenne inconfutabile quando fu mandato in sala gessi a farsi imbiancare il piede.

"Dovrà tenerlo per un mese, servirà a calcificare la frattura. Poi faremo una radiografia di controllo per verificarne il consolidamento".

"Dottore, quanto ci vorrà per tornare a correre?"

"Ascolti bene", recitò il medico avendo capito la smania e l'irrequietezza di Marco. "Lei deve comprendere che questa lesione ossea è stata causata da un eccessivo carico; ha bisogno di tempo per ricompattarsi e ogni minimo trauma potrebbe comprometterne una corretta guarigione. Ci sarà da pazientare almeno tre mesi fra immobilizzazione e riabilitazione. Si dedichi ad altro, vedo che ha una bella famiglia. Pensi a loro e trascorra del tempo con sua moglie e il bambino".

Piero saltellava per la stanza circumnavigando quel piede che doveva sembrargli di marmo.

"Papà male… papà bua!" farfugliava il piccolo indicando col ditino il viso sconsolato di suo padre.

"Anche mamma ha la bua! Non ne posso più, tuo padre mi sta facendo uscire di testa!" gridò istericamente.

In effetti Marco stava tutto il tempo a rimuginare

e lamentarsi a voce alta sul perché e come fosse potuto accadere, proprio a lui che non si era mai infortunato, proprio a lui che stava sempre attento a cambiare le scarpe non appena le sentiva consumarsi, proprio a lui che faceva sempre stretching prima e dopo la corsa, proprio a lui che da quando aveva abbandonato Roberto stava facendo da solo e aveva raddoppiato i chilometri, proprio a lui che senza criterio aveva velocizzato i ritmi, proprio a lui che per non appesantirsi aveva ridotto il lavoro in palestra. Proprio a lui il destino aveva voluto dare una lezione per essere stato così testardo e superbo da credere di essere indistruttibile.

Dodici

"A Natale si è tutti più buoni!"
Così recitava uno spot televisivo, quasi a voler ricordare alle persone di godere dell'atmosfera di quei giorni, lasciando da parte rancori, malumori e dissapori. A Marco, quelle poche parole, bastavano per innervosirlo aumentandone il malessere e, non appena vedeva quella pubblicità, cambiava canale, scaraventando il telecomando.

Non era ancora Natale, ma come un rito di famiglia avrebbero passato le vacanze a San Giovanni Rotondo. Marco sarebbe stato in malattia fino agli inizi di febbraio, tuttavia nonostante la festa, non riusciva a rilassarsi e continuava a brontolare.

Martina sapeva bene di non poter resistere a lungo; in quel viaggio da Ancona verso sud faceva ogni cosa, da autista a badante, e pur di non sentire il borbottio del marito, aveva pronta musica per quattro ore e più, oltre che dei panini al prosciutto per tappargli la bocca.

"Per favore", grugnì nervosamente Marco. "Abbassa un po' il volume, mi scoppia la testa!"

Martina fingeva di abbassare dalla rotella del cruscotto e, non appena Marco chiudeva gli occhi pronto a lamentarsi, alzava nuovamente il volume, giusto a coprire quel suo snervante rosario. Piero, sul sedile posteriore tenuto a bada dalle cinte del suo seggiolone, era divertito da quelle canzoni altalenanti e - quando non parlavano tra loro - faceva ballare sulle sue gambe Woody, lo sceriffo di Toy Story.

All'ingresso del paese una ghirlanda di luci e addobbi sembrò accogliere il loro arrivo.

La mente di Martina correva a quando, da piccola, era felice di passeggiare nel Corso soffermandosi sulle vetrine, fantasticando sulle sorprese nascoste in quegli scatoloni.

Ogni albero aveva fiocchi e palline oscillanti nel vento, di riflesso sembrava che tutti avessero sorrisi e parole buone da regalare. Tutti tranne Marco, aveva questo mal di testa che lo tormentava e, le stesse cose che Martina trovava magiche erano per lui fonte di disprezzo, falsità e critica.

"Arriva Natale e tutti recitano la parte di volersi bene, di aiutarsi, di farsi i regali e poi, per tutto l'anno, si odiano, sparlano e litigano per ogni cosa", sentenziò

Marco mentre cercava di tirare via le borse dalla macchina. "Odio le feste!"

"Adesso non ricominciare, eh! Ho guidato per ore e siamo qui per rilassarci", rispose sua moglie. "Non voglio pensare al lavoro e, tantomeno, alle tue stupide polemiche!"

Sarebbero andati come sempre da Carla.

Le stanze erano già pronte: trapunta dorata e tende ricamate a tema, con un tocco di rosso sparso a fare da cornice natalizia. Martina si sentiva a casa, accolta e amata.

Anche Piero era felice di vedere il suo lettino pieno di pupazzi, e dopo poco già riposava fra le calde coperte della nonna.

Marco ci mise quasi mezz'ora a salire quelle rampe di cinquanta scalini che da bambino aveva numerato, ma non perché fosse davvero in difficoltà, ma per rassegnazione e forse la volontà di essere compatito.

Carla conosceva a memoria suo figlio, si sforzò di aiutarlo nell'ultima rampa prendendolo sotto braccio, sembravano sulla scena del malato immaginario.

"Allora come va con questo piede? Lo trovo molto meglio, e non è neanche gonfio!"

"Meglio un corno! Ma cosa dici, mamma?" rispose Marco irretito. "Non appena lo muovo mi fa un male cane, e continuo a non capire perché devo tenerlo ingessato per tutto questo tempo!"

"Smettila, per la miseria! Dovrai tenerlo e basta!" irruppe stufa Martina. "Rassegnati e stattene buono su quella poltrona. Con tua madre andiamo a fare un po' di spesa per il pranzo di Natale. Stai attento a Piero, piuttosto!"

In quel pomeriggio, il vento sembrava nascosto nel sereno e gelido inverno garganico. L'auto percorse le strade che attraversavano la campagna ricca di ulivi spogli, verso il mare, in direzione Manfredonia fino ad arrivare in quel centro commerciale dove ora Francesco era responsabile del magazzino e si occupava di organizzare il carico e scarico dei prodotti alimentari. Una piccola promozione raggiunta grazie al duro lavoro di quei mesi passati a sollevare scatoloni e, perché il suo capo, appassionato di atletica, ammirava quel ragazzo che gli suggeriva ottimi consigli per star davanti ai suoi amici nelle sgambate domenicali.

Francesco stava provando a ricostruire la fragile tela dei rapporti umani nonostante il suo passato pesasse ancora e, quando vide quei volti familiari si avvicinò senza vergogna.

"Ciao Martina, che piacere vederti!" disse abbracciando la ragazza. "Siete da queste parti? Marco mi ha detto che forse non sareste tornati per le vacanze di Natale. Allora, come va?"

"Dai, tutto bene, siamo arrivati stamattina", rispose

un po' meravigliata nel guardare quel ragazzo con cui aveva condiviso serate e adolescenza. "Marco è a casa; siamo qui io e Carla per fare un po' di spesa. Tu, come stai? Ricordi quando uscivamo tutti assieme, c'era anche Chiara. Chissà dove sarà ora..."

L'atmosfera, l'incontro, la sorpresa, il sapore della terra natia: tutto aveva contribuito a stimolare la curiosità di Martina.

"Guarda, da quando mi sono trasferito nuovamente ho perso i contatti un po' con tutti, ma so che Chiara lavora in un centro estetico a Roma, d'altronde lei è sempre stata attenta alla cura dei dettagli!" Sorrise, poi continuò, "E lei signora Carla come sta? La vedo spesso allenarsi al parco".

La donna arrossì. All'improvviso, stupita e senza parole, Carla si ritrovò a pensare che quella potesse essere un'allusione riguardante il suo rapporto ancora segreto con Roberto. Oppure, forse era una semplice e innocua domanda sulle sue nuove abitudini sportive.

"Mah, ci vado un paio di volte la settimana!" esclamò cercando di nascondere l'imbarazzo. "Mi fa sentire meglio e poi c'è Roberto che mi dà una mano a risolvere i miei problemi alla schiena".

"Fa bene a fare sport, Roberto poi è una brava persona ed è sempre disponibile! Ora devo lasciarvi, salutatemi Marco, passerò presto a trovarlo!"

Sembrava cambiato, ma non ci fu il tempo di scrutarlo meglio che di fretta tornò al suo lavoro confondendosi fra la folla.

"E quindi, chi sarebbe questo Roberto?" chiese sospettosa Martina fissando Carla negli occhi. "Per caso... il vecchio allenatore di Marco?"

"Perché, adesso non lo allena più?"

"Eh no, hanno litigato... nessuno dei due ti ha detto nulla? Di Marco non mi meraviglio, ma Roberto pensavo te ne avesse parlato".

"Sappi che una relazione deve essere basata sulla sincerità, soprattutto all'inizio!" continuò alludendo col gomito sul fianco di Carla.

"Ma quale relazione, Martina!"

"Guarda che è una cosa bella... sei una donna adorabile, intelligente e in carriera, hai tutto il diritto di rifarti una vita e uscire con chi vuoi. Anzi, io inviterei Roberto a pranzo. Sicuramente il giorno di Natale sarà solo a casa, per quel poco che lo conosco..."

"Non mi sembra una buona idea", rispose Carla titubante. "Poi Marco è di cattivo umore e rovinerebbe tutto. Non voglio mi faccia fare brutta figura. No, meglio di no".

"Stai tranquilla, Carla, ci penso io a tuo figlio!"

E, come due amiche, si divertirono a riempire quel carrello di ogni cosa, parlando del menù da preparare e dei particolari di quella nuova storia.

Martina voleva bene a Carla. *La suocera non è*

sempre una persona che ti guarda male perché le hai portato via suo figlio, pensò sorridendo mentre erano in fila aspettando che la cassiera staccasse lo scontrino.

L'indomani, quando Marco si alzò verso le nove del mattino, quel fastidioso mal di testa sembrava assopito e quella lunga dormita lo aveva rigenerato. Si sentiva più leggero e cercava di tenere alto l'umore non guardando verso il basso, a quel piedone che sembrava la palla di un carcerato. Piero corse subito ad abbracciarlo chiedendogli di tirare la cordicella sulla schiena del suo Woody.

"Ah ah… sei il mio vice preferito!" recitò il cowboy.

"Buongiorno sceriffo", rispose Marco sollevando suo figlio tra le braccia.

Intanto, dalla cucina mille profumi si mescolavano all'intenso odore del caffè, Martina indaffarata si rilassava preparando dolci per il pranzo natalizio.

Arrivò il giorno di Natale e forse nel pomeriggio sarebbe scesa anche la neve.

La tavola imbandita era una griglia di partenza: davanti gli antipasti, subito dietro i primi, i secondi in terza fila e per ultime le crostate fra le ciambelle variopinte.

"Non me lo ricordavo così lungo questo tavolo!"

sentenziò Marco sorseggiando del latte caldo rannicchiato in un angolo della cucina, "ma quante persone avete invitato? tutto il paese, per caso?"

"Saremo i soliti sei, più un ospite a sorpresa".

Marco non fece caso alla risposta di Martina perché Piero lo stava tirando dal pigiama per andare ad aprire i regali sotto l'albero.

Si accorse che la mamma aveva messo un fiocco rosso sui regali del bambino e uno blu sul piccolo pacco con la scritta "al mio Campione Brontolone". Sentiva l'amore e l'affetto della famiglia sciogliere a ogni risveglio quel guscio in cui si rintanava di sera in quei giorni senza corsa; forse Marco avrebbe dovuto smetterla di piangersi addosso e provare a essere più buono, almeno a Natale.

Le premesse per una giornata serena in quella famiglia c'erano tutte, ma, all'ora di pranzo Marco scrutava quei sette posti e i conti nella sua testa non tornavano. Carla e Martina, dopo aver preparato il pranzo, uscirono per la messa e tornarono per apparecchiare nel soggiorno, che veniva utilizzato solo per le solenni ricorrenze. Poco dopo arrivarono i suoceri e, infine, con una bottiglia di spumante e delle rose rosse, si presentò Roberto.

Marco rimase di stucco.

Osservava con occhi straniti la sua voce e sentiva la rabbia salirgli in gola, arrampicandosi sulle tempie.

Era colpa sua se si era infortunato, non lo aveva voluto assecondare in quella scelta coraggiosa ed era stato costretto a fare da solo, procurandosi quella frattura.

Continuando a pensare, ribolliva. *Cosa cavolo ci fa questo qui?*

La risposta se la diede continuando a osservare quegli atteggiamenti di complicità con sua madre. Tutto, ora, in quel giorno di festa, gli dava il voltastomaco.

"Bene", irruppe con tono ironico. "Abbiamo l'onore di avere a pranzo il grande Roberto!"

"Ciao Marco, come stai? Auguri di Buon Natale!"

Roberto cercò di avvicinarsi per salutarlo ma venne respinto di scatto con una stampella.

"Quindi? Mi pare di capire che ti scopi mia madre!"

A quelle parole ci fu una sonora inspirazione nella sala; i genitori di Martina, all'oscuro di tutto, erano visibilmente turbati da quell'atmosfera tutt'altro che natalizia.

"Cosa cavolo stai dicendo? Non ti permettere di parlare in quel modo!" urlò Carla scoppiando a piangere.

Quelle lacrime caricarono ancor più di veleno le parole di Marco.

"Non siamo più amici, hai rovinato la mia vita e vuoi rovinare quella di mia madre?" continuò con la bocca deformata dal disgusto. "Non potrai mai prendere il posto di mio padre, lui non era un codardo come te!"

Roberto restò immobile, a disagio in quel contesto che aveva immaginato come l'occasione per chiarire e ricucire un rapporto interrotto per una stupidaggine. Si sbagliava, l'uomo che aveva di fronte non poteva essere il Marco che aveva conosciuto da bambino, il ragazzo con cui aveva condiviso la sua passione più grande. Aveva davanti un mostro di cattiveria e rabbia, gli stava sputando addosso tutto il rancore avvelenato in chissà quale stanza buia del suo animo. Trovò le forze per girarsi indietro e andarsene, senza rispondere.

Martina corse in camera da letto a consolare Carla, i suoceri si guardarono disorientati in quel silenzio surreale, a Piero sembrò non importare nulla di quella baraonda generale, e iniziò a giocare col suo amico Woody col quale non aveva mai litigato.

Dopo una buona mezz'ora si sedettero a tavola, il posto di Roberto restò apparecchiato ma vuoto, iniziarono a mangiare in quello che più che un pranzo natalizio sembrava un funerale. Gli sguardi non si alzarono mai dai piatti; le portate erano una litania, si stava recitando una triste commedia.

"Basta!" esclamò Marco in quel silenzio assordante.

"

Mi scoppia la testa, vado a fare una passeggiata!"

"Papà, papà, papà, anche io", chiese Piero saltando dalla sedia.

"Resta seduto, tu", disse Martina, "che non abbiamo ancora finito di mangiare e fuori sta iniziando a nevicare".

Era un bambino abbastanza ubbidiente e quello sguardo lo aveva letteralmente inchiodato alla sedia. In quelle parole c'era un invito per il marito a non uscire in quelle condizioni, ma lei non disse più nulla e lui non si preoccupò altrettanto, sbattendo la porta.

Marco si avviò ingessato per quelle strade bardate di solitudine.

I fiocchi stavano aumentando, tuttavia i marciapiedi erano ancora ben visibili. Lui preferiva camminare sull'asfalto, al centro della strada, gli ricordava quando da bambino usciva a giocare a calcetto mentre tutti guardavano i mondiali, gli sembrava di possedere il paese. Aveva molti amici, allora, in quel quartiere con un'identità; poi si trasferirono in periferia e i grandi viali non aiutavano a ritrovarsi sotto una casa abbandonata. Allora suo papà gli aveva regalato un computer, lo usavano assieme per giocare o disegnare scarabocchi con quel mouse difficile da sentire come una matita fra le mani. Era felice lo stesso, ricordava; poi la sua morte aveva spento ogni entusiasmo, lasciando acceso quel monitor dove nulla era reale.

Restò solo col dolore, come adesso.

L'oscurità scese definitivamente e il clacson di un'automobile lo destò dai suoi pensieri. Le strade non erano più libere come prima, anzi, sentiva chiaro il cigolio degli spazzaneve attrezzarsi per cospargerle di sale. Quanto tempo aveva camminato, non aveva neppure idea di che ora fosse. Per fortuna con quel piede ingessato, non si era allontanato troppo.

"Cazzo, ho le dita ghiacciate!" imprecò accorgendosi che la neve gli stava congelando la gamba.

Ci volle una buona mezz'ora per rientrare, doveva essere orario di cena dalle ombre che filtravano dai balconi illuminati e dal fumo su quei tetti imbiancati ormai del tutto.

"Dove eri finito? Io e Carla siamo uscite a cercarti!" disse Martina strabuzzando gli occhi. "Abbiamo provato a chiamarti, ma hai lasciato il cellulare in camera! Ci siamo preoccupate!"

"Mi dispiace, ho rovinato tutto, non dovevo parlare in quel modo. Non ne avevo il diritto…"

La casa era calda, ma vuota. I genitori di Martina erano andati via e Piero era già nella sua culla a riposare.

"Vieni qui, siediti vicino al camino e fai riprendere un po' di colore a quelle dita", disse Carla mentre sua moglie andava a preparargli una tazza di latte caldo.

Fu un brutto Natale, ma nei giorni seguenti il clima

di casa sembrò migliorare. Non si tornò più sull'argomento, riuscirono a festeggiare con un altro spirito il Capodanno e, in quel conto alla rovescia, Marco non aspettava altro che poter stare meglio per ricominciare a correre verso i suoi traguardi.

L'umidità di Ancona era qualcosa a cui Marco non riusciva ad abituarsi. Si chiedeva com'era possibile che una città sul mare potesse essere così fredda d'inverno. Quelle goccioline ghiacciavano sospese nel respiro come brina e il gelo penetrava nelle ossa. Il passamontagna gli copriva il viso, la calzamaglia le gambe, Piero non capiva se suo papà stava uscendo per un balletto o a fare una rapina. Aveva ripreso a correre da una settimana e il piede sembrava rispondere bene. Decise di scendere verso il porto, così si sarebbe riparato da quel vento fastidioso.

Dopo mezz'ora sentì i suoi indumenti appesantiti dal sudore che come colla aderivano alla pelle. Un'ora di corsa facile, sciolta, senza forzare era quello che aveva programmato, ma quella sera non si sentiva particolarmente ispirato. Certo la giornata al caseificio era stata pesante, gli ordini da parte dei fornitori erano aumentati, così come i ritmi di lavoro ma era felice di riabbracciare la sua quotidianità.

Eppure, col passare dei chilometri sempre più lenti e faticosi, sentiva che qualcosa non andava.

Gli atleti sviluppano quella capacità di leggere e sentire anche il minimo cambiamento nel loro corpo.

Marco, addirittura, spiegava a Martina di come si accorgesse quando metteva un po' di peso. Guardava le dita delle mani silenzioso e sentiva il grasso legarsi all'acqua e distribuirsi nei suoi tessuti gonfi come canotti. Martina ascoltava quelle parole e si meravigliava di quanto fosse convincente a spiegare quelle stupidaggini. Si tolse i guanti e alzò il passamontagna; faceva troppo caldo per essere febbraio, sentiva il crescendo delle sue tempie pulsare, il cuore con tutti quei saltelli sembrava essergli finito in testa. Aumentò frenetico il ritmo sulla salita verso casa, i vetri appannati delle macchine sembravano guardarlo strano, le luci lo fissavano e quei clacson rumorosi lo stordivano. Bruscamente, in mezzo al traffico, svoltò in un vicolo nascosto.

"Maledizione!" fu quello che riuscì a dire prima di vomitare.

Il tram sembrò rallentare vedendolo spuntare. Marco continuò verso casa. Ancora un paio di chilometri e sarebbe arrivato; doveva finire l'allenamento, ma non correva più, barcollava.

La testa gli sembrava un grosso vaso di ceramica pronto a scoppiare.

Appena a casa corse in bagno e vomitò un'altra volta. Osservava nel lavandino quello strano colore verdognolo, il dolore alle tempie si era allargato, sentiva martellare gli occhi, stava per non vedere più nulla, stava per perdere i sensi e svenire.

Marco, cosa ti succede? Ehi, Marco, sembrava intimare a se stesso, *cerca di tirarti su. Stai calmo. Respira. Buttati sotto la doccia e subito starai meglio.*

Per due giorni cercò di convincersi che quel mal di testa sarebbe passato dormendo; poi, decise, senza dire nulla a Martina, di prendersi un giorno e andare al pronto soccorso. Odiava l'ospedale, era stato fortunato a trovare lavoro in quel caseificio perché non avrebbe mai potuto fare l'infermiere. Meglio l'odore del formaggio a quell'intenso sapore di medicine e disinfettante miscelato a sangue. Amava sua moglie e ammirava la sua forza di essere per quei bambini in pediatria come una mamma. Sapeva prendersi cura anche di lui, che fortuna averla incontrata, si ripeteva. Quel mattino si sentiva particolarmente innamorato. Non appena gli sarebbe passato quel dolore avrebbe fatto un bel regalo a sua moglie.

Magari dei fiori o dei cioccolatini, pensava mentre giocava tra le dita con il foglio di accettazione.

"Codice verde, numero 25, tempo di attesa: 60 minuti". Leggendo quel promemoria gli sembrava non ci fosse nulla d'umano, nonostante in quelle stanze aiutassero persone.

Il tempo non passava e lì dentro continuava ad arrivare gente che stava male, dando l'impressione che fuori ci fosse un campo di battaglia. Le sirene delle ambulanze lo stavano mandando al manicomio.

"Numero 25!" esclamò la voce registrata accompagnata dalla comparsa di un'infermiera sulla porta tagliafuoco.

Non somigliava a Martina, era più grande d'età ma più bassa di statura, sembrava stanca, dalle rughe pronunciate e da quelle occhiaie ingrandite dalle lenti degli occhiali.

Le solite cose: sdraiarsi sul lettino, misurazione della pressione e della temperatura, descrizione dei sintomi e piccola anamnesi portarono Marco indietro nel tempo, in effetti dopo l'episodio da ragazzo non aveva più avuto bisogno direttamente dei dottori. Sapeva cosa gli sarebbe accaduto.

Il medico gli sembrò da subito molto professionale e attento al suo racconto, aveva il viso riposato e quegli occhi azzurri profondissimi lo aiutarono ad aprirsi.

Il racconto di Marco fu ricco di particolari. Da ogni dettaglio la fronte del dottore, sorvolata da un cespuglio brizzolato, si aggrottava verso il suo sguardo sempre più cupo. Ascoltò in silenzio e, quando ebbe finito, restò un altro paio di secondi in riflessione quasi a voler riordinare le sue idee prima di prendere parola.

"Stanchezza eccessiva associata a episodio di vomito con quasi totale perdita della coscienza, non un bel quadro direi", riferì fermandosi a guardare la sua espressione. "Per lei che ha una storia di emicrania ricorrente direi che sarebbe meglio approfondire con un esame strumentale, proporrei una risonanza magnetica, poi vedremo di farla stare meglio con la somministrazione di qualche farmaco".

Parlare gli aveva fatto bene. Si sentiva più rilassato e, per un attimo, sembrò che solo il cuore stesse pulsando, poi bastò battere ciglio che il pugile che aveva negli occhi si ridestò riprendendo a picchiare.

Fatta la risonanza, si ostinarono a voler portare Marco in carrozzina dal neurologo.

"Buongiorno", sussurrò a voce bassa quasi a non voler farsi sentire, "lei ha un astrocitoma anaplastico".

Marco stava cercando di frenare quella sedia a rotella leggermente sbilanciata sulla ruota di sinistra che non capì se quello che avesse detto fosse il suo nome.

"Ha un tumore maligno, dobbiamo operarla il prima possibile".

Non era il suo nome, diceva delle cose brutte, orrende.

"Perché non si era presentato, voleva essere di proposito sgarbato e scontroso?" si chiedeva Marco spaesato e incapace di ragionare. Lo trovava diametralmente opposto rispetto al dottore del pronto soccorso, era stato maleducato e aveva l'aria triste, voleva tornare al piano di sotto a farsi visitare.

Tornò a casa, invece, appesantito da mille pensieri di morte che gli avevano scaricato in quella testa. Aveva un'oretta per elaborare il tutto prima che Martina e Piero tornassero a casa felici di vederlo, perché era uscito prima da lavoro e aveva comprato dei fiori e un giocattolo per far loro una sorpresa.

Quel giorno recitare e mentire gli risultò tremendamente difficile ed era strano per lui, così abituato a dire bugie. Vedeva la felicità nei loro occhi e, mentre si sforzava di sorridere, sentiva una marea di sensazioni inquinargli l'animo. Barili di petrolio gli appiccicavano le ali, stava affondando sentendo il veleno appesantirgli la testa. Fu svegliato in piena notte dal suo cuore che gli veniva strappato in obitorio, stava ancora pulsando quando lo portarono via, poi gli occhi, li tolsero fuori dalle orbite con un coltello, non vedeva più nulla, le mani afferravano strette la barella, lui ormai era solo ossa e carne da macello.

"Amore che ti prende?" sussurrò Martina nel dormiveglia. "Sei sconvolto... hai avuto un incubo?"

Marco non rispose lasciando che Morfeo la rapisse nuovamente, stava sognando qualcosa di bello, lo leggeva dal suo sorriso che illuminava l'oscurità. Si trascinò in cucina e restò fino all'alba a fissare quel bicchiere d'acqua aspettando che i raggi del sole potessero dargli la forza di scappare via da quella prigione di vetro.

I suoi sensi si stavano già preparando al peggio, mostrandogli quella sensibilità verso ogni cosa che mai prima d'ora aveva notato. Avvertiva il soffio dell'aria accarezzargli le orecchie, poteva seguire il volo di un uccello dal suo cinguettare e soffriva nel vedere quegli alberi spogli in mezzo al traffico distanti da ogni percezione.

In quello stabilimento si sentiva soffocare, i muri in lamiera erano pronti a crollargli addosso se non fosse uscito a vedere il sole. Si era accorto, dal momento che aveva smesso di gareggiare e vincere, che era uno dei tanti, un numero, delle braccia e delle gambe a cui dare ordini, nessuna coscienza, nessuna voce da condividere, ormai uno dei tanti *nessuno*.

Il cellulare squillava ma non rispondeva; di sicuro non voleva parlargli e aveva ragione. Lo aveva insultato, trattato da miserabile davanti a tutti senza che lo meritasse, pentirsi ora era da codardi, chiamare, forse un errore.

"Marco, ciao!" rispose l'uomo mentre dall'altra parte la telefonata stava per interrompersi. Quella voce così calda e familiare gli diede la forza di parlare.

"Roberto, mi rispondi nonostante tutto?"

"Ascoltami ragazzo, ti voglio bene e te ne vorrò sempre per tutto quello che abbiamo condiviso e costruito. Ho imparato tanto dalla nostra amicizia e mi dispiace che tu non conservi di me un bel ricordo".

"Alla fine restano solo quelli e presto non sarò che un pensiero da tirare fuori durante una serata", rispose Marco mentre sentiva di lasciarsi andare a qualcosa di nuovo e sconosciuto.

"Non capisco, cosa stai dicendo?"

Marco spiegò tutto cercando di mantenere il tono della voce fermo nonostante le lacrime tremassero in quegli occhi così avidi di sogni, speranza e vita.

Stava piangendo, strano, lui non piangeva mai. Era Martina quella sensibile, lui era un muro di pietra che adesso stava andando in frantumi.

Roberto venne travolto indifeso da quel macigno. Cosa stava accadendo? Provò a scrollarsi per destarsi dal sonno ipotetico ma non ricordava di aver mai fatto incubi così terribili e inquietanti.

Marco si era confessato perché si sentiva esplodere, ma non poteva chiedergli di restare tranquillo e mantenere il segreto. Avrebbe voluto correre per quei trecento chilometri che li distanziavano, raggiungerlo e dirgli che avrebbe trovato una soluzione come quando aggiustava gli allenamenti in base agli impegni improvvisi. Ma questo non era un imprevisto, era la fine, l'addio, il saluto e la chiusura di quel quaderno fatto di ripetute e corse troppo veloci da farlo restare immobile e senza fiato.

"Che ti succede?" la voce di Carla raggiunse Roberto mentre camminavano nel parco ancora assonnato. "È una bella giornata, sembra quasi primavera e tu sei strano!"

"Ho sentito Marco ieri", disse a sua volta Roberto. "Dovresti parlargli".

Sembrava una voce registrata, assente, lontana perché forse già ad Ancona.

"Ci siamo sentiti due giorni fa, aveva un leggero mal di testa, ma aveva corso sotto l'acqua quella sera".

"Ha un tumore al cervello", rispose sussurrando alle sue parole di non essere troppo feroci.

Avrebbe voluto che piovesse, non capiva quel sole e quel cielo azzurro cosa c'entrassero con il dolore di quel ragazzo. Voleva il grigio di un temporale, i nuvoloni bassi e tristi, voleva che il vento forte portasse via quell'angoscia che straziava i pensieri.

Carla rimase immota nella terra, i pini sopra di lei sembravano sorreggerla mentre si sentiva sprofondare, non poteva essere uno scherzo di cattivo gusto, non ci può essere dolore più grande di provare quella sofferenza improvvisa che come una spada le stava trafiggendo il cuore.

Roberto si perdeva nei dettagli del racconto mentre le urla iniziavano a uscire da quella gola graffiata dalla disperazione.

Cercarono di sentire Marco, non rispondeva, il panico stava risucchiando quella stanza, nulla aveva più senso di esistere nella logica che si sforzavano di comprendere.

"Prepara le valigie, io chiamo Martina. Perché neanche lei mi ha detto nulla?" chiese disperata.

"Credo che neppure lei sia al corrente. Marco mi ha detto di tacere per un paio di giorni. Voleva proteggervi".

"Saliamo in macchina, la chiamerò durante il viaggio", disse Carla mentre era già seduta e impaziente di arrivare e vedere gli occhi di suo figlio.

"Cerca di stare calma, a quest'ora ci sarà anche Piero appena uscito dall'asilo. Fra tre ore saremo lì, glielo diremo di persona. Prova a sentire nuovamente Marco, speriamo ti risponda!"

Non rispose, lasciarono nella segreteria almeno cinque messaggi, la voce era sempre più fatta di lacrime, il tramonto stava pensando di stendere un velo su quel destino che voleva morire.

Le strade animate di macchine e gente sembravano ignorare il dramma che si stava consumando proprio dietro quel portone.

Roberto suonò il campanello dopo che aveva visto Carla impietrirsi davanti al cognome di quella famiglia che stavano per devastare.

"E voi che ci fate qui?" esclamò Martina lasciando che il piccolo Piero potesse abbracciare le gambe della nonna.

"Siamo qui per voi, Marco ancora non è rientrato vero?" chiese Roberto appoggiando sulla tavola il cappello e il suo timido sorriso.

"Dovrebbe tornare a momenti, ho provato a chiamarlo, ma non risponde..."

Evitarono di dire altro limitandosi a nascondere ogni emozione in attesa del suo ritorno a casa.

Passarono un paio d'ore e nessuna notizia di Marco che continuava a essere irraggiungibile, Martina non poteva sospettare di nulla.

"Sicuramente sarà andato a correre verso Falconara senza dirmi nulla. Quando torna, scusatemi, ma dovrà sentirmi!"

"Esco a cercarlo, forse so dove trovarlo", disse Roberto uscendo senza coprirsi nonostante fosse già buio e facesse freddo lì fuori.

Tempo addietro, durante le ferie e prima che litigassero, era salito a seguire in bicicletta il suo ragazzo e conosceva un paio di posti dove Marco amava correre spensierato o passare del tempo a rilassarsi.

"Mi dici cosa sta succedendo?" chiese nervosa Martina, quasi supplicando rivolgendosi a Carla. "Sta diventando tutto molto strano, perché siete qui? Dovete dirmi qualcosa?"

"Sì… Marco ha un tumore al cervello, è stato ieri mattina al pronto soccorso per questi mal di testa sempre più frequenti e il neurologo non ha avuto dubbi…" scoppiò a piangere senza riuscire a trattenersi. "Non so nient'altro, l'ha detto solo a Roberto".

Si lasciò andare addosso a Martina, aveva bisogno di aggrapparsi a qualcuno mentre Piero era seduto sul tappeto del soggiorno, in silenzio. Aveva smesso per un attimo di giocare come se si fosse accorto della tristezza che era entrata nei suoi giocattoli. Osservava sua mamma immobile, accanto alla nonna diventare sempre più bianca e accasciarsi sul divano priva di sensi.

Carla mise da parte per un attimo il suo dolore e cercò con un paio di schiaffetti di farla rinsavire. Martina riprese coscienza ma era totalmente confusa e priva di ragione, investita dai fantasmi vedeva solo ombre attorno a lei. A notte fonda sentirono finalmente la maniglia della porta girare e le preghiere di rivedere Marco furono esaudite. Roberto l'aveva trovato al Passetto, spaesato su quei lastroni di marmo che costeggiano la scalinata affacciata sul mare incenerito dalla luna.

"Amore mio, non ti lascerò mai più andare via",

disse Martina stringendolo forte al suo cuore.

In quel momento l'unico desiderio era che il tempo si fermasse, vivere e ripetere quell'attimo sarebbe bastato per l'eternità, chiusero gli occhi baciandosi intensamente, lasciarono che tutto si dissolvesse in quella pace, ma quando li riaprirono furono accecati dal bianco della stanza e Marco era già sdraiato in un letto d'ospedale.

Tredici

Quel mattino il neurochirurgo si mostrava più simpatico, con la divisa arancione, spezzava bene con il verde della sala operatoria, osservò Marco guardandosi attorno.

Il medico gli aveva spiegato alcuni dettagli dell'intervento; poi gli passò la penna e il ragazzo firmò il consenso per l'operazione. Insieme rividero le immagini della risonanza anche se avrebbe preferito non guardarle. Una pallina bianca nascosta sotto il suo cervello, composta da cellule immature che si stavano riproducendo molto velocemente. Aperta la scatola si sarebbero ritrovati faccia a faccia con i suoi pensieri, le sue paure, i suoi sogni, le sue emozioni e questo un po' lo imbarazzava.

Non riusciva a essere serio e spaventato, forse aveva davvero troppa paura per esternarla.

"Che stronzi i miei neuroni!" disse sorridendo a

Martina che era riuscita a essere presente nella presala. "Senza contegno fanno quello che vogliono nella mia testa..."

Si tenevano per mano e lei cercava di accarezzarlo piano su quelle gambe ancora toniche e depilate.

Arrivò l'anestesista e Marco si accorse di come, con cuffietta e mascherina fossero delle sagome tutte uguali. Un breve buongiorno, si infilò i guanti facendo schioccare l'elastico e ordinò di procedere per l'entrata in sala operatoria.

"Amore, andrà tutto bene, io sarò qui fuori ad aspettarti", sussurrò Martina al suo orecchio baciandogli la guancia.

L'ultimo ricordo non sterile.

Le labbra inumidite avevano lasciato il segno sulla sua pelle elettrizzata da quelle luci al neon che riflettevano le gocce dei deflussori attaccati al suo corpo già stanco. Aveva guardato in televisione la sala operatoria, non sembrava poi così diversa dalla realtà. Di fronte a lui era tutto apparecchiato: ferri e metallo sui carrelli tintinnavano e uno strano bisbigliare - lontano - lo invitò a sdraiarsi sul lettino pensando a qualcosa di bello mentre gli avrebbero sparato un tubo in gola per farlo respirare.

"Servono tutti quegli attrezzi per aprirmi la testa?" fu l'ultimo pensiero di Marco prima di addormentarsi.

Fuori da quel dolore, in attesa, Martina teneva in

braccio il suo Piero e non riusciva a pensare a nulla; rivoltava tra le dita quel tempo che stentava a trascorrere. L'intervento sarebbe durato circa tre ore, ne passarono solo due quando un camice bianco gli venne incontro. Era pronta ad attendere anche tutta la mattinata ma quella prematura visione la fece trasalire di angoscia.

"Signora, l'intervento è finito". Fece una breve pausa. "Suo marito sta bene, ma siamo riusciti a togliere solo una piccola parte, purtroppo il tumore si è già esteso in diverse zone".

L'orecchio di Martina sentì solo quello che interessava al suo cuore, ossia che il suo Marco era ancora vivo e che presto lo avrebbe riabbracciato.

Stava riaprendo gli occhi piano, le sue palpebre sembravano più leggere ora che dalla finestra filtrava un raggio di sole.

Era solo in quella stanza, la numero due, circondata da monitor che custodivano e sovrascrivevano frenetici il suo battito. Piegando leggermente il collo guardò fuori dalla porta, c'erano tutte le persone importanti della sua vita, abbozzò un sorriso e un breve cenno con la mano; il suo braccio doveva sentirlo troppo pesante per poterlo alzare. Si rese conto di essere sotto effetto di qualche anestetico perché non provava dolore nonostante avvertisse il suo corpo soffrire.

Che strana sensazione, lottava senza fatica, non era

abituato a questo.

Vide aprirsi quella porta scorrevole ed entrare lentamente Martina tenendo per mano Piero; stavano sussurrando qualcosa, ma non riusciva a percepire che un soffuso brusio, tutto era ovattato e le sagome ondeggiavano fra il nitido e lo sfocato. Riconobbe Roberto e sua madre, si tenevano per mano, ascoltò il suo affanno e non era arrabbiato, era felice. Scorse Francesco dietro ai genitori di Martina che stavano parlando piano. Quelle facce familiari stavano ridando visione ai suoi occhi. Erano tutti lì per lui, venuti di corsa senza pensare a nulla. "Mi vogliono bene", bisbigliarono i suoi neuroni ancora annebbiati. Era la sua famiglia e, addormentandosi, si ripromise di volerne fare ancora parte.

"Dottore, sia sincero, quale sarà il suo futuro?" chiese Martina cercando di non piangere.

"Purtroppo, come sapete, è un tumore maligno, uno dei più aggressivi, ha già metastatizzato e i due anni di aspettativa potrebbero ridursi a pochi mesi. Mi dispiace".

Sentì crollargli una montagna, quella che avevano previsto di scalare assieme, quella dove in cima avrebbero trovato come premio la consapevolezza di avercela fatta o almeno di aver trascorso i due anni più belli della loro vita. Invece, tutto stava andando in frantumi, solo pochi mesi, non sono nulla, un misero attimo, un battito di ciglia e sarebbe rimasta sola col dolore e, ovunque, il ricordo di Marco.

Nei giorni seguenti Marco sentì la sua testa diversa, come se mancassero alcuni pezzi, doveva stare ancora a letto ma voleva iniziare a lottare e alzarsi sulle sue gambe. Sentiva i fili della flebo incatenarlo come un burattino a quel triste epilogo e, una volta in piedi, avvertiva le onde sotto i piedi e barcollava su quella zattera pronta ad affondare.

"Sono davvero messo male!" disse all'infermiera accorsa a sorreggerlo e a rimetterlo a letto.

I giorni sembrarono incollarsi fra loro, settimane di fotocopie riassunte in un solo ciclico ricordo.

Era rimasto nuovamente solo, al suo fianco appariva come un fantasma a orari stabiliti la sua Martina sempre più stanca. Si sentiva oppresso dalla sterilità di quella stanza, il suo sistema immunitario però era troppo debole per poter resistere a un abbraccio. Ora che sentiva bisogno d'amore era il mondo a tenerlo fuori.

Quindi sarebbe questa la mia punizione? pensava premendo la mano sullo stomaco che bruciava da morire quando dalla flebo scorreva quel liquido denso nella sua vena. Passava le ore a pensare e quando dormiva, sognava. Riavvolgeva la sua storia e segnava a memoria le cose belle e i rimpianti. Sentiva di essere stato una persona cattiva e un pessimo padre.

"Non devi mortificarti in questo modo, non è colpa tua, Marco!" gli implorava Martina stringendolo piano fra le sue mani.

Il medico gli aveva spiegato che quel tumore era probabilmente silente in forma benigna fin da bambino, e quei mal di testa sporadici erano forse piccoli campanelli d'allarme. All'epoca purtroppo, la risonanza non poteva evidenziarlo. Una causa scatenante poteva essere stato l'eccessivo stress fisico a cui si era sottoposto con gli estenuanti allenamenti, o quello psichico durante l'infortunio e la convalescenza con il gesso, oppure entrambe le cose.

"Oppure nessuna, pensa che sia semplicemente il destino. Smettila ti prego. Voglio solo riposare con la mia testa sul tuo petto", rispose Martina chiudendo gli occhi.

Voleva sentire il suo battito, memorizzarlo, il suo ricordo di vita, eterno.

Dopo quattro settimane sembrava un'altra persona, la chemioterapia lo aveva mutato dall'interno, mangiato ogni cellula, le ossa faticavano a restare in piedi, le uniche forze erano per vomitare; sulla testa, ora che non aveva più capelli, era ben visibile la cicatrice.

Quella stanza, da fuori, appariva come un moderno campo di concentramento.

"Dottore torno a casa, non voglio morire in ospedale, odio gli ospedali".

Quattordici

Le persiane socchiuse tamponavano la primavera che bussava lì fuori; gli occhi di Marco
non reggevano più molta luce e preferiva osservare
dalla penombra il suo Piero diventare grande. Non era
mai stato un bambino capriccioso, raramente aveva
pianto in piena notte, ubbidiva quasi consapevole dei
piccoli grandi problemi di una giovane famiglia.

Marco avrebbe voluto seguirlo nelle sue passioni
ed essere il suo migliore amico, la persona con la quale
non vergognarsi di parlare di ragazze e compiti da fare;
togliere insieme le rotelle dalla bicicletta e vederlo andare solo in equilibrio per la strada. Sentiva, però, che
presto non ci sarebbe più stato.

"Devi essere forte", disse guardando negli occhi
suo figlio mentre, a fatica, lo sollevava tra le braccia,

"e lottare anche quando ti sembrerà di non potercela fare. Ti affido la mamma, lo sai".

Erano tornati a San Giovanni Rotondo.

Martina aveva sospeso il lavoro ad Ancona, aveva chiesto un'aspettativa: ora, in quella piccola città che li aveva visti nascere, c'era anche Francesco che gli faceva spesso visita. Ogni giorno che sorgeva era un buon giorno; ogni mese una conquista, ogni settimana una sorpresa, e questa era già la terza vissuta dopo il primo ciclo di chemioterapia.

Viveva ogni attimo come fosse l'ultimo. Era triste sapere di non avere un domani.

"Ora credo d'aver raggiunto il peso forma", disse sorridendo Marco a Francesco.

"Io ho messo un po' di pancia invece, non sto più correndo".

"Dovresti", sussurrò alzando piano lo sguardo. "Ascoltami, hai fatto pace con la tua coscienza, i tuoi errori fanno parte del passato, hai pagato e ti sei ricostruito una dignità, non privarti mai della libertà che dona la corsa".

"Vorrei correre con te Marco, se mi accompagni riprendiamo assieme".

"Fammi riprendere un po' di colore e vedrai che farai fatica a starmi dietro".

Francesco ogni volta che chiudeva dietro di sé

quella porta, sospirava, sentiva di essere in apnea di fronte a quella che sembrava la sua immagine riflessa. Lui aveva giocato con la sua salute, aveva disciolto nel suo sangue il male consapevole dei rischi di trovarsi a marcire in un letto d'ospedale e, nonostante tutto, aveva preferito barare e giocarsi la vita per delle stupide vittorie. Soffriva nel vederlo morire, doveva esserci lui al suo posto, Marco aveva inseguito i suoi sogni in maniera pulita, meritava la gloria e non di spegnersi e appassire come un fiore senza luce.

"Non voglio morire!"

"Non morirai!" rispose Roberto tenendogli forte la mano. "Gli eroi non muoiono mai!"

Gli occhi di Marco si strinsero a strizzare quelle lacrime, provò a ricambiare la stretta ma era troppo debole per quelle dita generose.

"Sono felice che mia madre ti abbia conosciuto, sei stato per me come un padre".

Carla era appena dietro, forte e abituata al dolore. L'aveva tirato su bene e avrebbe voluto sgridarlo ancora tante volte.

Tante volte ancora, invece, Martina amava sussurrargli nel letto i sogni e ricordi di quando erano ragazzi, da quel pomeriggio al parco al primo bacio, dalla prima volta che avevano fatto l'amore fino alla nascita di Piero.

"Non dire che ti dispiace, ti prego", disse sua moglie guardandolo negli occhi. "Dimmi che mi ami e basta. Non dirmi altro, il resto non mi interessa".

Marco sorrideva sdraiato sul fianco con quelle coperte tirate fino al collo. Aveva freddo, ma le mani di Martina lo sapevano scaldare, era piacevole essere ancora accarezzato. Si sorprese a pensare poi, all'improvviso, che gli sarebbe mancato tutto questo.

"Sei il dono più bello che potessi ricevere, a modo tuo mi hai sempre supportato e sopportato", rispose mentre dei colpi di tosse sembravano dovessero sfondargli il torace.

"Vedi, non fare tanto lo spiritoso che poi stai male", replicò Martina con un sorriso amaro mentre le sue dita sfioravano quella cicatrice. "Ora devi solo assaporare il presente e ricordare che mi piace tutto di te, anche le parti di questa testolina che mi fanno arrabbiare..."

"Adesso potrei tirar fuori la scusa che la colpa sia da sempre di queste cellule che fanno a modo loro, ma non voglio più mentire", bisbigliò Marco prima di addormentarsi.

Mentre Marco era catturato da quel sonno che volge fino a diventar cattivo, Martina dormiva pochissimo, passava le notti a vegliare sul suo respiro. Era terrorizzata che potesse lasciarla nel sonno. Al buio, allora, lo strinse fra le braccia e poggiò la testa sulla sua schiena.

Lei chiuse gli occhi e iniziò a sognare, lui non c'era già più.

Vedere quella bara chiudersi e inabissarsi nella terra toglie definitivamente alla ragione la speranza e tutto si sposta nei ricordi. Una sensazione di vuoto. Martina non rispondeva alle condoglianze perché voleva concentrarsi sulla figura del suo Marco. Ora che non c'era più si sentiva sola e triste, ma anche orgogliosa e forte: sapeva di aver avuto accanto una persona speciale, a bassa voce aveva gioito delle sue vittorie, era felice di essere stata la moglie del ragazzo che vinceva le gare, gli era sempre stato vicino nei momenti importanti, era quello il suo amore; poi aveva Piero tra le braccia e già lo sentiva rivivere nei suoi occhi.

"Una persona che amiamo, anche se non sarà più con noi vivrà e ci proteggerà se sapremo ricordarla e cercarla nei tanti modi che la natura ci offre: in un cielo sereno, nella corsa di un bambino o sotto gli alberi al riparo da un temporale". Queste le parole del parroco durante il funerale e lei ci credeva, una vita, una coscienza, un animo non potranno mai morire o svanire nel nulla.

Martina aveva deciso di tornare a San Giovanni Rotondo, la sua domanda di trasferimento all'ospedale Casa Sollievo della Sofferenza era stata accettata. Avrebbe lavorato nel reparto di Carla e Piero sarebbe cresciuto con i nonni. Tornarono a vivere nella casa dove Marco era diventato grande e, con le visite di Francesco e Roberto, la sensazione di solitudine era attutita dal calore di quella nuova famiglia allargata.

Passarono due anni e Piero già correva, i suoi zii - come amava chiamarli - lo viziavano con cose semplici. Giocavano assieme per ore e avevano premura di rispondere ai suoi infiniti perché.

Martina non aveva dimenticato i suoi genitori e andava spesso a trovarli su in cima a quella salita, alla "vigna" come piaceva ancora chiamarla ricordando le vecchie usanze di quartiere. Oggi era un po' diverso da come lo aveva lasciato da ragazza, lo sterrato e la polvere erano stati ripuliti dall'asfalto e tra le macchine non c'erano più bambini a rincorrere un pallone o giocare a nascondino. Le piaceva osservare i suoi genitori fare i nonni e lasciare a Piero quelle libertà che lei non aveva avuto. A scuola era bravo e amava disegnare. Il parco era ancora troppo grande e un po' lo intimoriva. Le parole di Marco, quelle in cui affermava la volontà di non forzare il bambino nelle sue passioni, riecheggiavano ancora forti nelle orecchie e nel cuore di Martina. Piero avrebbe trovato da solo la sua strada, questo Martina lo sapeva e decise di lasciarlo sempre libero di fare e di sbagliare. Forse, un giorno, si sarebbe appassionato allo sport come suo padre o forse no. Il futuro sarebbe arrivato, con calma, anche per lui.

"Martina siediti, dobbiamo parlarti", disse Roberto prendendo la mano di Carla.

"Cosa succede, ci state cacciando di casa?" scherzò lasciando che Piero andasse a giocare nella sua stanza.

"Ma no Martina, cosa dici? La cosa che dobbiamo dirti è diversa", rispose Carla timorosa mentre cercava sostegno nello sguardo di Roberto. "Le cose tra noi sono cambiate nel tempo: ci conosciamo da tanto, abbiamo imparato a scoprirci, volerci bene, condividere le gioie ma anche il dolore. È stato un percorso, quello che abbiamo fatto io e Roberto, insieme, e ora vorremmo sposarci e vivere in campagna. Ci trasferiamo".

Lo sguardo di Martina, spontaneo, si spostò su quella foto con Marco, le loro nozze con quegli occhi giovani e pieni di sorprese.

"Lui lo avrebbe voluto e sono certa ne sarebbe stato felicissimo", disse la ragazza commossa abbracciando Carla. "Lo sono anche io, vi meritate tanta gioia".

Piero, richiamato da quei sorrisi, tornò sgambettando in cucina.

"Vieni qui da mamma", sussurrò Martina prendendolo in braccio. "Adesso Roberto bacerà la nonna e non sarà più zio".

"Sarà nonno!" esclamò Piero indicando col dito i suoi baffetti brizzolati.

Scoppiò una risata generale, un tintinnio dolce e spontaneo sembrò illuminare quella serata da primavera inoltrata.

La cerimonia fu qualcosa di sobrio. Il Municipio era increspato dalle foglie che si staccavano dai pochi alberi rimasti a fare da cornice, un tappeto di cartapesta sempre diverso si muoveva col vento. Carla e Roberto, con abiti semplici, camminavano veloci verso l'ingresso e Piero era una macchia di colore in quella scena di rinnovata serenità. Era la prima volta che si festeggiava qualcosa tutti assieme dopo i soliti compleanni che piano scemavano nel triste ricordo di Marco.

"Fanno proprio una bella coppia", disse Francesco poggiando fra le mani di Martina una coppa di champagne.

"E tu quando inizierai ad amare?"

"Presto", rispose invitandola a ballare.

Quella sera, in fondo al cuore ci fu per tutti la promessa di non aver paura nell'essere felici e che non sarà mai troppo tardi per provare a esserlo veramente.

In autunno Piero avrebbe frequentato la terza elementare e si sarebbe potuto iscrivere al corso di atletica che nonno Roberto e Francesco avrebbero inaugurato in quel parco che non gli sembrava più così grande da averne paura.

Ci sarebbero stati di nuovo i Giochi della gioventù e bisognava allenarsi per qualificarsi alle fasi regionali. Piero era in mezzo al gruppo, non era fra i primi e nemmeno fra gli ultimi, ma i due allenatori non guardavano i tempi, osservavano i sorrisi, volevano sentirli divertirsi e scherzare: era quella l'armonia che doveva trascinare e far nascere la passione in ognuno di quei ragazzi. Proposero dei corsi anche per le suole medie superiori, ma l'atletica veniva considerata sempre più come uno sport noioso e troppo faticoso. La società stava cambiando verso stili di vita sempre più sedentari e pieni di cattive abitudini che allontanavano i ragazzi dal crescere in maniera sana e consapevole del proprio potenziale. Al momento non c'erano molte adesioni ma questo non minava il loro entusiasmo, credevano in quel progetto ed erano fiduciosi di riuscire a scrivere una nuova pagina sportiva, nonostante tutto.

"La realtà quotidiana con i suoi sorrisi e i suoi problemi è come una maratona, una vita di corsa, bisogna allenarsi e farsi trovare pronti quando arriverà la crisi nei chilometri più duri", recitava spesso Francesco a quei genitori increduli di trovare qualcosa di educativo nel semplice correre.

Il loro obiettivo sarebbe stato quello di formare atleti e soprattutto uomini in grado di avere una coscienza consapevole.

- Una coscienza morale, dove, per raggiungere un risultato è necessario sacrificio, forza di volontà, pazienza e determinazione; e non sempre si potrà arrivare primi nonostante l'impegno. Ci sarà qualcuno più forte di noi, ma la sconfitta sarà stata necessaria per costruire una grande vittoria in futuro.

- Una coscienza alimentare che consenta di distinguere vari i nutrienti, sapendoli integrare con equilibrio nella dieta quotidiana. Sarà il carburante per far funzionare al meglio la perfetta macchina umana.

- Una coscienza atletica per comprendere i meccanismi del nostro corpo, allenando i vari distretti muscolari per avere un fisico pronto a rispondere a tutti gli stimoli che la fantasia suggerirà.

- Una coscienza di vita, avendo la maturità di coltivare le proprie passioni senza farsi assorbire totalmente da loro. Devono essere il mezzo e non il fine della nostra felicità.

Francesco stava tornando ad amare, ad amare se stesso, ad amare di nuovo la sua passione, ad amare il mondo e avere fiducia nelle persone.

"Bisognerà cambiare approccio rispetto al passato, essere meno gelosi del proprio sapere ma condividere, alimentando in quei ragazzi il desiderio di sentire sulla propria pelle lo sport come metafora di vita".

Roberto era affascinato dal mutamento di quel giovane uomo.

"Un giorno mi trovai a leggere una riflessione: se tu hai una mela e io ho una mela e decidessimo di scambiarle, entrambi avremmo fra le mani una mela ciascuno, ma se tu hai un'idea ed io ho un'idea e le scambiassimo, allora entrambi avremmo due idee. Questo è il cambiamento che ci renderà meno poveri".

Erano maturati entrambi dalle loro esperienze, formavano una bella coppia che voleva diventare una grande squadra generando un movimento.

Una leggera pioggerellina stava bagnando quella prima lezione, ancora non si vedeva nessuno superare quel cancello. Aspettarono al riparo ascoltando le gocce cadere.

"Scusate", irruppe la voce di un ragazzo. "È qui che ci si iscrive per i corsi di atletica leggera?"

"Ciao, sì, è qui, venite", rispose Francesco. "Vi presento anche Roberto, insieme cominceremo questa avventura".

"Dai, bene, io sono Davide e lui è Stefano", disse il ragazzo pieno di entusiasmo.

"Iniziamo, la prima lezione sarà semplice: corriamo!"

I due allenatori restarono leggermente indietro, volevano gustarsi il momento.

"Il ragazzo grassottello col cappuccio lo alleni tu", sussurrò Roberto. "Io che sono vecchio allenerò quello che sembra avere già un ottimo stile di corsa".

"Questa volta vuoi seguire tu quello più forte?" replicò con un occhiolino Francesco.

"L'ho lasciato a te questa volta, io ho già avuto questa fortuna qualche anno fa..."

Entrambi sorrisero inseguendo quei ragazzi pronti a correre dietro quel sogno.

Ringraziamenti

Quest'ultima pagina è l'occasione per ripensare a questo percorso intrapreso quasi per scherzo. Per quanto sia stato solitario, molte persone mi sono state vicine in questo viaggio.

Julia è l'amica di una vita che con tanta pazienza mi sopporta e mi stimola, vedendo sempre qualcosa di positivo nella mia continua ricerca di non so che cosa. Così è stato anche per queste pagine, lette e riviste assieme senza quasi mai guardarsi negli occhi, ritrovandosi però vicini come quando da ragazzi sfogliavamo sogni seduti su quella panchina. Alcuni li ho realizzati grazie alla mia famiglia. Mi hanno insegnato il rispetto, la forza di volontà, il senso del sacrificio e so che apprezzeranno a modo loro questa nuova sorpresa.

Ringrazio i miei zii. Mi hanno fatto innamorare dello sport spiegandomi il senso della vittoria e il valore di una sconfitta, e i miei nonni che mi hanno cresciuto a pane e pomodoro col sudore della terra.

Grazie ai miei amici, quelli che hanno sempre creduto che assieme avremmo fatto qualcosa di grande.

Queste pagine di ricordi, poi, sono frutto della passione e dell'affetto di società sportive come il Team Ciclistico Padre Pio, l'atletica Tre Valli di Ancona, la Libertas di San Giovanni Rotondo, l'atletica Padre Pio e la nuova famiglia della Cagliari Atletica, ognuna mi ha accolto con entusiasmo, facendomi sentire importante anche se in realtà ero e sono il più scarso di tutti.

In questa vita di corsa benedico e ringrazio le coincidenze e le sfortune, come la frattura del capitello radiale destro senza la quale, per me che non sono mancino, non avrei mai finito di scrivere questa storia. Dopo tanti chilometri e cadute era forse destino che dovessi battezzare ingessato questa nuova avventura in Sardegna, dove scrivere e vivere è qualcosa di magico. Qui ho conosciuto i miei editori Carmen e Roberto che hanno permesso la realizzazione di questo sogno chiuso in un cassetto, che tutti assieme, quasi inconsapevoli, abbiamo aperto.

www.ingramcontent.com/pod-product-compliance
Lightning Source LLC
Chambersburg PA
CBHW051436250726
48655CB00001B/83